Sanitätsrat Dr.

Vorsitzender des Vereins In.ₚₓ₃₋₃₋₃₋₋₋₋ ₋₋₋

Impfzwang -
Eine ernste Volksgefahr

Aus meinem dreißigjährigen Kampfe gegen die höchst bedenkliche Impfzwangs Einrichtung

Die Abschaffung des Impfzwangs ist
derzeit die dringendste Angelegenheit für
unser ganzes deutsches Vaterland.
Universitätsprofessor
Dr. med. German, Leipzig

Impfzwang - Eine ernste Volksgefahr

Aus meinem dreißigjährigen Kampfe
gegen die höchst bedenkliche
Impfzwangs Einrichtung

Sanitätsrat Dr. Bilfinger
Vorsitzender des Vereins
Impfgegnerischer Ärzte

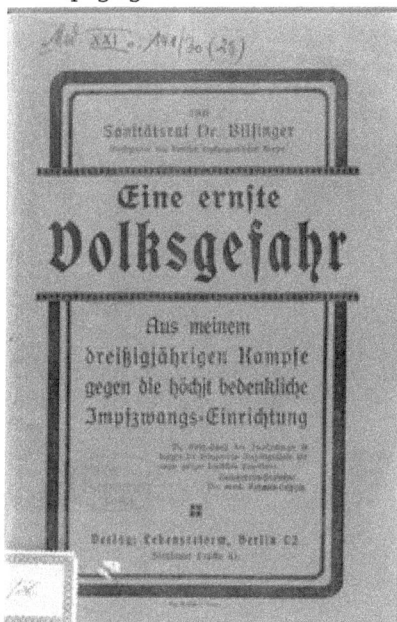

Ursprüngliche Ausgabe: 1909

Damaliger Verlag: Lebensreform,
Berlin C2 Stralauer Brücke 41.

Der Text ist heute Gemeinfrei.

Herausgeber:

College for Knowledge

c/o Dipl.-Ing. Andreas Groß

Althusweg 12

CH 6315 Morgarten

Website & Kontaktaufnahme:
https://www.andreasmbgross.ch/

2. korrigierte Auflage, Version R4

ISBN printed book : 978-3-947982-46-2

ISBN eBook : 978-3-947982-47-9

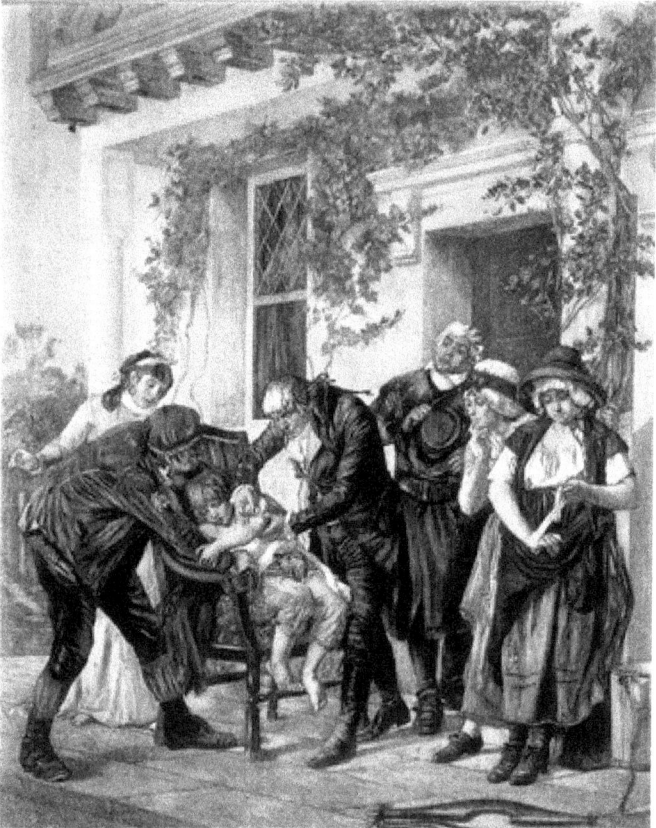

Zeichnung 1: Titelbild enthält Erste Impfung von Edward Jenner 14 Mai 1796 Fotogravüre Ende 19. Jahrhundert nach einem Gemälde von Georges Gaston Melingue (1840-1914)

Aufgenommen im Katalog der Deutschen Nationalbibliothek Frankfurt und Leipzig und der Schweizer Nationalbibliothek.

Version 4.01

Ich fürchte, daß die Entdeckung Jenners[1]
sich für die künftigen Geschlechter
als ein Fluch erweisen wird.

Dr. med. Squirrel-London

Das Impfen ist,
wenn man dessen Gefahren nicht kennt,
eine Dummheit,
wenn man sie kennt,
ein Verbrechen.

Dr. med. Franz Hartmann=Florenz.

Die Abschaffung des Impfzwanges ist derzeit
die dringendste Angelegenheit
für unser ganzes deutsches Vaterland.

Universitäts=Professor
Dr. med. German-Leipzig.

---

1 Edward Jenner (1749–1823), englischer Landarzt, Erfinder der Pockenimpfung mit Lebendimpfstoffen: von Mensch zu Mensch. Das übertrug auch Syphillis u.a. Krankheiten.

1. Widmung

Den Manen[2]

aller verdienten Vorkämpfer gegen den Impfzwang,

insbesondere

Dr. med. G. Uittinger, Stuttgart

Dr. med. h. Oidtmann, Linnich

Professor Dr. med. A. Vogt, Bern

in dankbarem Gedenken gewidmet

vom Verfasser.

Es steht geschrieben in dem Schicksalsbuch:
Soll einst die Nachwelt dich mit Segen nennen,
Mußt du den Fluch der Mitwelt tragen können.

Raupach[3]

---

2   Manen, von lateinisch manes (m.), sind in der römischen Religion (vor allem zur Kaiserzeit) die Geister der Toten

3   Ernst Benjamin Salomo Raupach (* 21. Mai 1784 in Straupitz bei Liegnitz; † 18. März 1852 in Berlin) war ein deutscher Schriftsteller.

Inhaltsverzeichnis

2. Vorwort des Herausgebers 2021

Dieses 112 Jahre alte Buch ist heute wieder hochaktuell. Dieser Autor berichtet von seinem 30-jährigen Kampf gegen den Impfwahnsinn und so vieles davon kommt uns heute so bekannt vor:

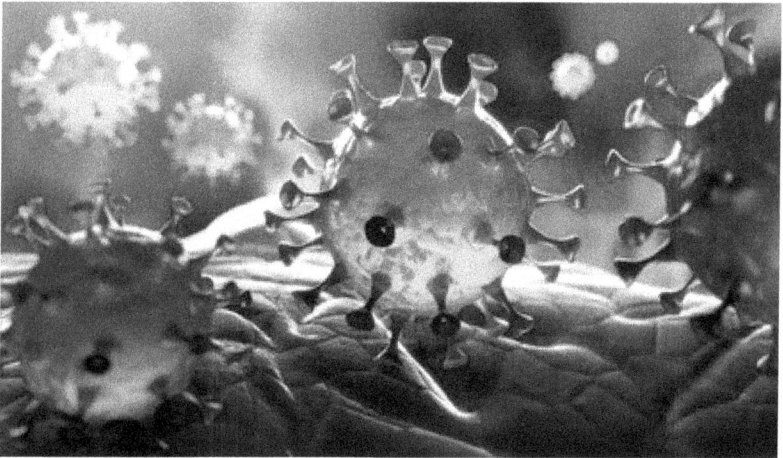

Zeichnung 2: Eine künstlerische Darstellung des erfundenen Virus

Es ging damals um die Pocken-Pandemie, eine leicht zu heilende Krankheit, die die Regierungen veranlasste, gefährliche Impfungen zur Pflicht zu machen, die nur großen Schaden anrichteten und den Nachweis eines Nutzens schuldig blieben. Genau wie heute: Man flößte der Bevölkerung Angst ein, um sie mit den Impfungen schwach und gefügig zu machen. Die gekaufte Presse blendete schon damals alle aufklärerischen Informationen aus und betrieb eine Hexenjagd auf die „Sektierer".

Dabei waren es viele medizinische Professoren, praktische

Hausärzte Dr. med. und sogar Sanitätsräte, die aufgrund ihrer Erfahrung in der Heilkunde und im Kontakt mit den Geschädigten für die Patienten Partei ergriffen, auch wenn sie damit ihre Karriere in Gefahr brachten.

Polizei und Staatsanwaltschaft wurde gegen Kritiker eingesetzt und die Richter gaben ihrer Symbolik – der Justitia mit der Augenbinde – eine ganz neue Bedeutung: sie verschlossen vor den Leiden der Leute ihre Augen.

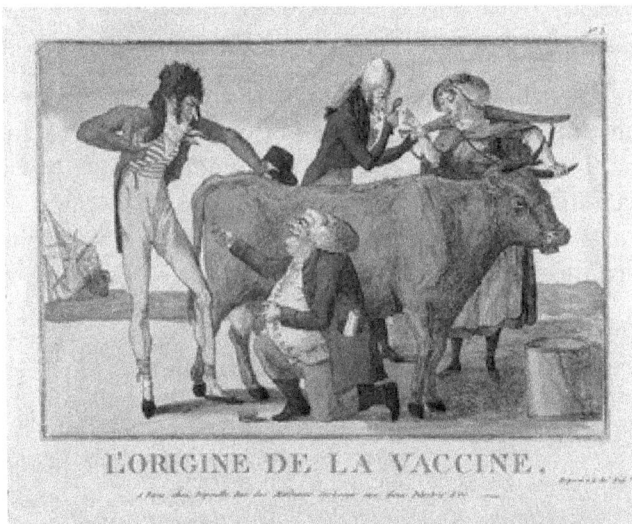

Zeichnung 3: Ein Arzt untersucht das Wachstum von Kuhpocken auf der Hand einer Melkerin, während ein Bauer (?) einem anderen Arzt eine Lanzette reicht. Kolorierte Radierung, um 1800.

Tatsächlich starben die Leute zu Hunderttausenden nicht an den Pocken, sondern an den Impfungen und den brutalen Therapien der Schulmedizin. Die Homöopathen und Naturheiler waren schon damals engagierte Gegner dieser iatrogenen[4] Schäden.

---

4   Iatrogen: altgriechisch ἰατρός iatros, deutsch ‚Arzt‘ und γένεσις genesis, deutsch ‚Entstehung‘, also ‚vom Arzt erzeugt‘. Als iatrogen werden Krankheitsbilder bezeichnet, die durch ärztliche Maßnahmen verursacht oder verschlimmert

Mancher mag denken: „Wow! schon seit 142 Jahren gibt es die Opposition gegen den Impfwahn!". Jedoch kenne ich noch einen weitaus älteren berühmten Kritiker, der schrieb:

> Hier war die Arzeney, die Patienten starben,
> Und niemand fragte: wer genas?
> So haben wir, mit höllischen Latwergen[5],
> In diesen Thälern, diesen Bergen,
> Weit schlimmer als die Pest getobt.[6]

Neben der – nicht so einfachen – Digitalisierung des Originals mit der alten Frakturschrift (ich bitte etwaige übersehene Fehler zu entschuldigen, oder noch besser: mir zu reporten), habe ich dort Fußnoten dazu gefügt, wo ich mit Erläuterungen oder Definitionen das Lesen und Verstehen erleichtern möchte.

Ob freilich meine Berufsgenossen in dieser Frage einer Belehrung in absehbarer Zeit sich zugänglich erweisen werden, erscheint mir nach den Erfahrungen, die ich während der letzten dreißig Jahre gemacht habe, allerdings sehr wenig wahrscheinlich. Die Notlage, in dem sich derzeit der ärztliche Stand befindet, läßt eher das Gegenteil befürchten.

Zeichnung 4: Beispiel des Buchtextes in Fraktur

Auch wenn ich gelernt hatte, dass man „garnicht" gar nicht zusammenschreibt, habe ich es bei der Schreibweise im

wurden. Das wird unter Medizinern mit dem griechischen Begriff Iatros = Arzt vor dem Patienten kaschiert. Ein Beispiel der umfangreichen Geheimsprache der Mediziner, die einfache Dinge gelehrt auf Latein und Griechisch ausdrücken, damit die Patienten sie nicht verstehen oder gar nachfragen.

5   = Arzneien

6   Johann Wolfgang von Goethe: Faust - Der Tragödie erster Teil. Tübingen: Cotta. 1808, Seite 70.

Buch belassen und den Text nicht auf die neue deutsche Rechtschreibung angepasst.

Ich wünsche meinen Lesern einen schönen Lesespaß!

Andreas M. B. Groß, Dipl.-Ing. IT

Herausgeber und
Präsident des Vereins www.5Gfrei.ch

P.S.

Wer immer noch an die Existenz von Viren glaubt, dem empfehle ich zur Erleuchtung diesen 11-seitigen Aufsatz des Mikrobiologen Dr. Stefan Lanka:

- **Drei ROTE KARTEN für CORONA**
  Es gibt keinen Kaiser, nur seine Kleider
  https://rotekartefuercorona.de/drei-rote-karten.php

Darin belegt er schlüssig, dass die ganze Virologie eine Wirrologie ist, keine Wissenschaft, weil gegen die Grundprinzipien der Naturwissenschaft verstossen wird, wie z.B. das Fehlen jeglicher Kontrollversuche. Diese sind jedoch die Vorbedingung für Wissenschaftlichkeit:

„Alle Corona-Maßnahmen basieren auf dem Infektionsschutzgesetz (IfSG) und werden - aber nur bei Erfüllung des Gesetzes (sic!) - dadurch gerechtfertigt. § 1 IfSG unterwirft alle Beteiligten der Wissenschaftlichkeit. Da diese Wissenschaftlichkeit als Voraussetzung für die Corona-Maßnahmen nicht gegeben ist *und* die Aussagen der Virologen eindeutig widerlegt sind, **verlieren alle Corona-Maßnahmen ihre Gültigkeit und Rechtfertigung.**"

3. Vorrede von Dr. Bilfinger

Der Impfzwang ist der legislative Ausdruck
für die hygienische Verwahrlosung des Volkes.
Dr. med. Oidtmann.

Ich gebe in den nachfolgenden Blättern absichtlich keine systematische gelehrte Abhandlung über die Impfzwangs-Frage. Die seitherige Erfahrung hat mich genügend darüber aufgeklärt, daß solche Bücher auf diesem Gebiete nur sehr wenig Beachtung finden. Ich habe mich deshalb entschlossen, diese hochbedeutsame Kulturfrage gleichsam nur in einzelnen Silhouetten meinen verehrten Lesern und Leserinnen vorzuführen. Die Lektüre des Buches erfordert so kein anstrengendes Studium und gibt dennoch genügend Aufschluß über die eminent wichtige Problemfrage hinsichtlich der vermeintlichen Notwendigkeit der gesetzlichen Impfpflicht.

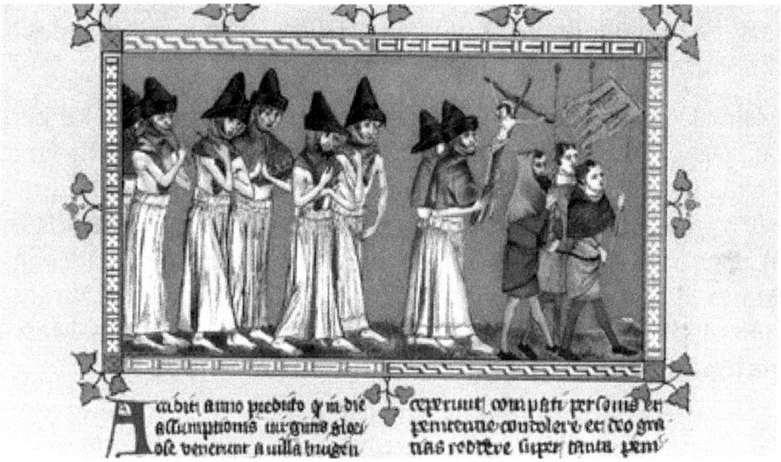

Ob freilich meine Berufsgenossen in dieser Frage einer Belehrung in absehbarer Zeit sich zugänglich erweisen werden, erscheint mir nach den Erfahrungen, die ich während der letzten dreißig Jahre gemacht habe, allerdings sehr wenig wahrscheinlich. Die Notlage, in dem sich derzeit der ärztliche Stand befindet, läßt eher das Gegenteil befürchten.

Trotzdem gebe ich die Hoffnung nicht auf, denn ich weiß, daß trotz mancher Gegenbeweise dennoch noch außerordentlich viel Idealismus im Ärztestande lebt, und daß deshalb sicherlich die Majorität meiner Berufskollegen über kurz oder lang sich zur hygienischen Wahrheit und Klarheit in der Impfzwangsfrage hindurcharbeiten wird.

Diese hygienische Wahrheit gipfelt in dem Satze: Nicht Impfungen, sondern nur gesunde Lebensbedingungen und gesunde Lebensgewohnheiten verschaffen und erhalten uns die Gesundheit. Die Natur hat immer Recht. Wir sollen deshalb die Natur nicht meistern wollen, sondern von ihr lernen, und uns bemühen, ihre Gesetze zu verstehen. Damit bekommen wir einen sicheren festen Standpunkt für das ärztliche Handeln und für unsere ganze Lebensführung.

Dieser biologisch-hygienische Standpunkt ist freilich erst von wenigen begriffen; aber diese Richtung ist unaufhaltsam, und eben deshalb lebe ich der felsenfesten Überzeugung, daß die zur Zeit noch als sektiererisch mißkreditierte ärztliche Impfgegnerschaft, welche allerdings vorerst noch in der Minderheit ist, je länger je mehr als wohltätiges Ferment die offizielle Medizin umgestalten und sie mit der Zeit auf das einzig richtige Fundament der Hygiene stellen wird.

Dann wird die heutige impfgegnerische Minorität zur Majorität werden. Denn mit der Herrschaft der wahren Hygiene ist dem Impfzwang das Todesurteil gesprochen.

Möge das vorliegende Buch bei Ärzten und Nichtärzten zur Klärung der strittigen Impfzwangsfrage sein bescheiden Teil beitragen. Ich bin sicher, daß es niemand, der nur einigermaßen von den herrschenden Vorurteilen sich freigemacht hat, gereuen wird, das Buch zur Hand genommen zu

haben. Aus eigener Erfahrung weiß ich, daß es nur Un-
kenntniß ist, welche den Impfzwang jetzt noch für notwendig hält. Nehmen wir uns an den internationalen Schwei-
zern und an den praktischen Engländern ein Beispiel; diese
führten im Jahre 1898 die Gewissensklausel ein, und jene
hoben in der Mehrzahl der Kantone seit 1884 den Impfzwang gänzlich auf. Die befürchtete Zunahme der Blatternepidemien blieb trotzdem in beiden Ländern aus.

Ziehen wir daraus auch für uns die nötige Lehre, und sorgen wir gerade in Deutschland, das den 30jährigen Krieg
im Interesse der Gewissensfreiheit überstehen mußte, auch
auf leiblichem Gebiete für das kostbare Gut dieser schwer
erkämpften Gewissensfreiheit.

Es ist dazu sicherlich an der Zeit und bitter Not tut es!
Denn die Opfer, die die gesetzliche Impfpflicht Jahr für Jahr
fordert, sind ungeahnt große und vermehren in unheimli-
cher Weise die drohende Degeneration unseres Volkes.
Deshalb, deutsches Volk bedenke, es handelt sich in dieser
Frage um deine Zukunft!

Detmold, Herbst 1909.
Sanitätsrat Dr. Bilfinger.

4. Die Wahrheit in der Impfzwangsfrage[7]

> Die Theorie von der Schutzkraft der Impfung
> stellt sich dar als ein wahrer Rattenkönig
> von Irrtümern, Trugschlüssen, Aberglauben
> und urteilslos gedeuteter Tatsachen.
>
> Dr. med. Schreiber.

Wir leben in einem Zeitalter einer neuen Renaissance. Seitdem Kant durch seine Kritik der reinen Vernunft unserem Denken die richtige Grundlage gegeben, und seitdem vor allem die Erkenntnis der Natur- und spirituellen Wissenschaft uns eine Menge neuer, früher nie geahnter, ja für unmöglich gehaltener Tatsachen erschlossen hat, seitdem hat sich unsere ganze Anschauungsweise gewaltig geändert, und die überkommenen, wenn auch scheinbar über jeden Zweifel erhabenen Vorstellungen müssen sich jetzt eine erneute Prüfung auf ihre Glaubwürdigkeit gefallen lassen. Damit ist natürlich eine Zeit des Übergangs notwendig verbunden, und die Kritik stört so unleugbar gar manche aus ihrer lieben Behaglichkeit auf.

Allein die Kritik, die Prüfung der überlieferten Begriffe auf die neugewonnene Erkenntnis, ist zur Feststellung der Wahrheit und damit zur Förderung des wahren Allgemeinwohles durchaus unerläßlich. Wir dürfen deshalb auch nicht gleich vor der Enthüllung neuer, wenn auch scheinbar noch so unliebsamer Tatsachen zurückschrecken, falls sie

---

7   Dieser Vortrag „Über Für und Wider den Impfzwang" wurde von mir in seinen wesentlichsten Grundzügen zuerst im Jahre 1876 in Schwäb. Hall im dortigen Gewerbeverein und im Frühjahr 1882 vor einer allgemeinen Versammlung im Bürgermuseum in Stuttgart gehalten und erschien im Jahre 1883 bei Konrad Wittwer-Stuttgart im Buchhandel.

nur vor dem Forum der Vernunft und der wahren Wissenschaft sicher begründet sind. Sie tragen in diesem Falle das Gegenmittel gegen eine etwaige Gefährdung der gesellschaftlichen Ordnung immer schon wieder in sich.

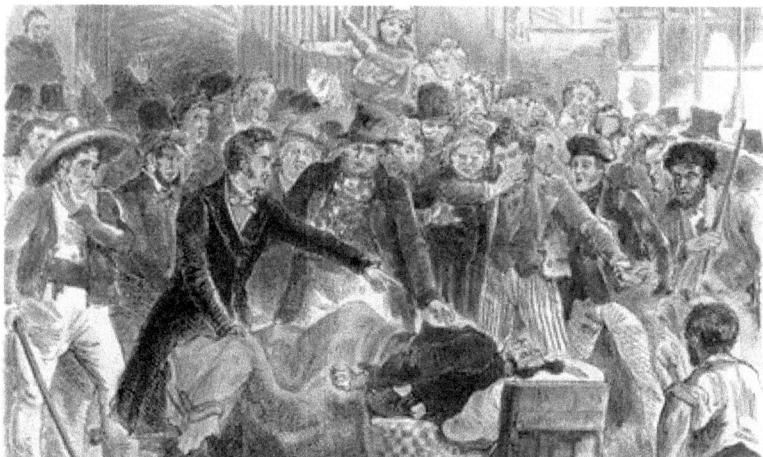

Diese Zeit der Gärung und Klärung macht sich nun gegenwärtig auf allen Gebieten bemerkbar, und es bleibt davon weder Staat noch Kirche, weder Kunst noch Wissenschaft unberührt.

Ganz besonders findet aber ein solcher Reinigungsprozeß in unserer Zeit auf dem Gebiete der Heilkunde statt, und es ist diese ungefähr seit Mitte des vorigen Jahrhunderts in einer eigentlichen Reformation begriffen.

Gar vieles, was früher in der Medizin für geheiligt und unantastbar galt, ist jetzt als irrtümlich und falsch erkannt und wurde deshalb in die Rumpelkammer geworfen.

Jahrhunderte lang gehegte und gehätschelte Lieblingsanschauungen der offiziellen Medizin mußten vor der Kritik der hygienischen Heilkunde die Segel streichen, und es wurde dadurch unleugbar zum Wohle der Menschen ein ungeheuer großer Nutzen gestiftet.

In neuester Zeit ist es nun hauptsächlich die Frage des

Impfzwangs, über welchen aufs Neue ein heftiger Kampf entbrannt ist.

Dieser Kampf gegen die gesetzliche Zwangsimpfung hat zweifellos etwas ganz besonders Gehässiges an sich, da die Überzeugung von der Berechtigung und Notwendigkeit der gesetzlichen Impfpflicht in der offiziellen Medizin zu einem unantastbaren Dogma gemacht worden ist. Nur so kann man es sich erklären, daß selbst sonst frei denkende Männer bei Besprechung der Impffrage alle Toleranz außer Acht lassen.

Professor Virchow nannte die impfgegnerische Agitation „sinnlos".

Obermedizinalrat Dr. Cleß-Stuttgart sagt in seinem Büchlein „Die Impfung und Pocken in Württemberg 1871[8]: „Die Impfagitation in Württemberg ist zu einer der widerlichsten und gemeinschädlichsten Erscheinungen geworden, wobei in unglaublicher Weise eine Masse von Aberwitz, Verkehrung, Entstellung, Lüge und Bosheit verschwendet wird."

Oberamtsarzt Dr. Krauß in Tübingen belegt in seinem Artikel „Die Impffrage" (Beilage zum K. W. Staatsanzeiger, Dezember 1880) die ärztlichen Impfgegner mit Beinamen: wie Ignoranten, Phantasten, vergleicht sie mit Winkeladvokaten usw.

Das offizielle Organ der deutschen Gesellschaft zur Bekämpfung des Kurpfuschertums beehrt die impfgegnerischen Ärzte mit allen möglichen und unmöglichen Ehrentiteln.

Selbst Obermedizinalrat Dr. v. Gruber, Professor der Hygiene in München erklärte mir gegenüber noch in der allerjüngsten Zeit die ärztliche Impfgegnerschaft für „eine große Verschrobenheit".

Es ist unter diesen Umständen selbstverständlich gar nicht

---

8 s. Vossische Zeitung 1876.

zu verwundern, daß auch in der öffentlichen Meinung den Impfgegnern nicht selten der Makel der Krakehlerei, der Rabulisterei[9], oder auch gar der Reichsfeindschaft angehängt wird.

Die Vertreter der Staatsmedizin haben es verstanden, die Faktoren der Staatsgewalt für ihre Impftheorie zu gewinnen. Diese ist damit staatlich sanktioniert und die Kuhpocken-Impfung ist so zu einer gesetzlichen Staatseinrichtung erhoben worden. In Folge dessen ist die Impffrage nicht mehr bloß eine wissenschaftliche Streitfrage, sondern die Impfgegner haben es mit der Majestät des Gesetzes zu tun und sie kommen dadurch unter Umständen in die Lage, mit dem Staatsanwalt in Konflikt zu geraten.

Nachdem ich jedoch die Impfzwangsfrage nunmehr über 30 Jahre aufs Eingehendste nach allen Richtungen, d. h. nicht allein vom impffreundlichen, sondern auch vom impfgegnerischen Standpunkte geprüft und gefunden habe, daß die überkommene Impfzwangslehre vom Standpunkte wahrer Wissenschaft aus durchaus unhaltbar, und daß das ganze Institut des Impfzwanges eine ganz und gar verkehrte Maßregel ist, so kann mich weder die Rücksicht auf Kollegialität, noch die Staatsanwaltschaft, noch die herrschende öffentliche Meinung davon abhalten, in dieser Frage der Wahrheit die Ehre und meiner wissenschaftlichen Überzeugung offenen Ausdruck zu geben.

Ja ich halte dies in der vorliegenden Frage geradezu für meine Pflicht; denn unstreitig sind die Ärzte für das Bestehen des Impfzwangsgesetzes moralisch verantwortlich, und es ist deshalb in meinen Augen für jeden von ihnen eine Ehrenpflicht, falls seine Meinung mit der Ansicht der Schule nicht mehr übereinstimmt, dieser seiner Überzeugung öffentlich Ausdruck zu geben.

Eine öffentliche Aufklärung über die Impfzwangsfrage, wel-

---

9   Synonym: Haarspalterei

che ja ganz gewiß das Wohl und Wehe der Familie aufs Tiefste berührt, ist meiner Meinung nach derzeit eine der dringendsten Angelegenheiten.

Es wird mir allerdings dagegen von verschiedenen Seiten eingewendet werden, daß diese Frage eine rein ärztliche und daß sie deshalb auch nur vor das Forum der Ärzte gehöre.

Allein die meisten Ärzte schwören nun einmal auf das Impfdogma, erklären die Impffrage für gelöst und sind für eine Bekehrung in dieser Beziehung sehr schwer zugänglich.

Es ist auch eine feststehende Erfahrung, daß derartige Reformen niemals von den interessierten Kreisen selbst erstrebt werden, sondern wesentlich unter Mithilfe der vorurteilsloseren Laienkreise durchgeführt werden müssen.

Außerdem aber ist es ein ganz gewaltiger Irrtum, anzunehmen, daß die Impfzwangsfrage eine rein ärztliche sei. Mit Einführung des Zwanges ist diese Frage vielmehr eine allgemein staatsrechtliche und nationalökonomische geworden. Es sollten sich deshalb vor allem darüber die Juristen, die Staatsmänner, sowie die Politiker von Fach ein richtiges Urteil zu bilden suchen.

Ihrem ganzen Wesen nach ist die Impffrage überhaupt eine allgemein gesundheitswirtschaftliche und damit eine eigentliche Kulturfrage im eminentesten Sinn des Wortes.

Jeder Denkende sollte von Rechtswegen darüber unterrichtet sein. Das liebe Publikum muß ja auch dabei seine höchst eigene Haut zu Markte tragen, und es darf deshalb wohl auch ein Wort dabei mitsprechen können.

Ich für meine Person halte es deshalb gerade für meine Pflicht, die Frage in volksverständlicher Weise auch für das nichtärztliche Publikum zu erörtern. Wollen wir nun zu einem Urteile über die vorliegende Frage gelangen, so ist es notwendig, daß wir in Kürze die Hauptfundamentalsätze und die wesentlichsten Voraussetzungen, auf welchen das Impfgesetz beruht, einer gedrängten Betrachtung unterwerfen.

Wir müssen demgemäß prüfen:

1) ist es wahr, daß das Ungeimpftsein eine Gefahr für das Allgemeinwohl ist?

2) ist es wahr, daß die Kuhpocken-Impfung einen wirklichen Schutz vor der Erkrankung an den Pocken, bezw. vor dem Tode an denselben bildet?

3) ist es wahr, daß die Impfung unschädlich ist?

und endlich

4) ist es wahr, daß uns kein anderes Mittel gegen die Blatternseuche zu Gebot steht?

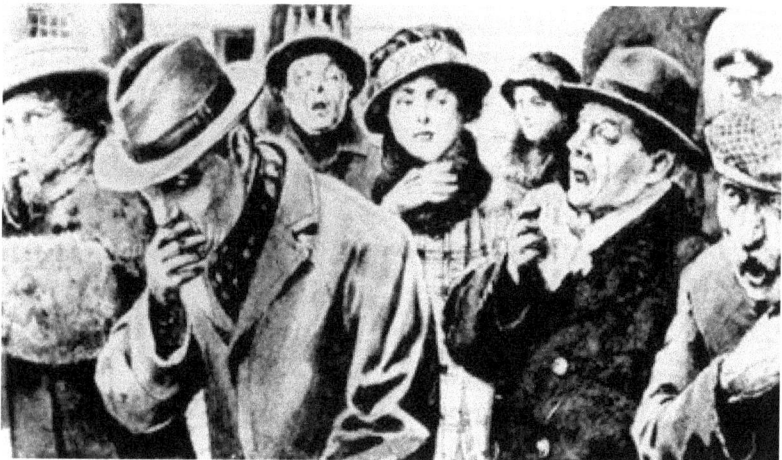

I. Ist es wahr, daß das Ungeimpftsein eine Gefahr für das Allgemeinwohl ist?

Betrachten wir nun den ersten Fundamentalsatz: „Das Ungeimpftsein, beziehungsweise das Ungeimpftbleiben ist eine Gefahr. für die Allgemeinheit", etwas näher auf ihre Stichhaltigkeit.

Wäre diese Behauptung erweislich, dann, aber auch nur dann hätte der Zwang zur Kuhpockenimpfung in Wirklichkeit seine Berechtigung.

Diese Annahme liegt auch in der Tat der ganzen Einrichtung des Impfgesetzes zu Grunde. So stellte Professor Dr. Guttstatt in der statistischen Arbeit: „Die Pockenepidemie in Preußen, insbesondere in Berlin 1870—1872", welche den Motiven zum Reichsimpfgesetze beigegeben war, die kühne Behauptung auf, die Anhäufung ungeimpfter Individuen habe die großartigen Pockenepidemien der Jahre 1871/72 wesentlich bewirkt.

Auf dieser Voraussetzung beruht ja auch die gesetzliche Vorschrift, daß die Kinder zum Besuch einer öffentlichen Schule einen Impfschein notwendig haben, wie ja auch überall die Kinder zur Aufnahme in die Krippe eines solchen Impfzeugnisses bedürfen.

Zur Rechtfertigung dieser Maßregel sagte mir einmal ein sonst aufgeklärter Arzt, es sei dies ganz recht und billig, denn ungeimpfte Kinder seien gleich den Kindern, die mit einer ekelhaften Krankheit behaftet seien. Ich gestehe es: Mich überlief bei dieser anti-diluvianischen[10] Anschauung eine wahre Gänsehaut.

Ist denn diese ganze Anschauungsweise auch nur irgend-

---

10 vorsintflutlich

wie tatsächlich begründet? Und kann man denn wirklich ohne weiteres annehmen, daß der junge Weltbürger, so wie er aus der Hand der Natur hervorgeht, gewissermaßen erst ein Korrekturbogen ist, der der Nachhilfe durch die Hand des Lanzettenkünstlers bedarf? Wahrlich eine solche Annahme streift sehr an Gotteslästerung und man sollte sie in unserer Zeit nicht mehr für möglich halten können. Ganz gewiß lassen sich auch dafür keine tatsächlichen Beweise angeben.

Äußerst interessant in dieser Beziehung ist die Tatsache, daß in der Bukowina in den Jahren 1874/78 sich die Pocken unter der impfdurchseuchten Bevölkerung sechsmal tödlicher erwiesen als bei der Sekte der Lypowaner[11], denen ihre Religion die Impfung verbietet.[12]

Ganz besonders wird aber die obige Annahme durch die Ausweise der amtlichen Pockenjournale widerlegt, welche im Jahre 1870 geführt wurden.

Dr. H. Oidtmann-Linnich namentlich hat diese von vielen Städten Deutschlands, ganz speziell darauf untersucht, und er hat fast ausnahmslos in allen übereinstimmend gefunden, daß es immer nur die geimpften Erwachsenen sind, welche an einem Ort zuerst an den Pocken erkranken. Ganz dasselbe konstatiert auch Dr. Böing[13]. Die seither fälschlicherweise dafür beschuldigten ungeimpften Säuglinge bleiben ganz gewöhnlich lange Zeit von den Pocken verschont, und es ist ein totaler Irrtum, wenn man meint, daß bei einer ausbrechenden Blatternepiedemie die Ungeimpften samt und sonders daran erkranken.

---

11 Vegetarier

12 vgl. Professor Dr. A. Vogt: „Eine Reise mit der Impflanzette in ferne Länder." **) vgl. Dr. med. Böing: „Tatsachen zur Pockenimpffrage" Leizig 1872.

13 vgl. Dr. med. Böing: „Tatsachen zur Pockenimpffrage" Leizig 1872.

So erkrankten, um nur ein einziges Beispiel anzuführen, in Lübeck vom 18. Januar bis 6. April 1881 48 Personen, lauter Geimpfte, von denen 7 den Pocken erlagen. Nur ein einziges Kind von 4 ½ Monaten erkrankte als 17. Fall 29 Tage nach dem Beginn der Epidemie, angesteckt von seiner pockenkranken geimpften Mutter, und — genas. Laut Ausweis des Stadtphysikus waren aber 1427 ungeimpfte Kinder beim Beginn der Epidemie ortsanwesend, von denen keines erkrankte.

Übereinstimmend damit schrieb auch Dr. Lewis an das Parlamentsmitglied Dr. Taylor: „ich habe Untersuchungen in vielen Gegenden Englands angestellt, und ich habe unveränderlich gefunden, sowohl in Städten als auch auf dem Lande, daß, wenn die Blattern begannen, jedesmal eine geimpfte Person zuerst erkrankte.

Damit sind aber die Säuglinge von dem Vorwurf, als seien sie die Pockenanstifter, gereinigt, und der frühere Referent in der Petitionskommission des deutschen Reichstages, Dr. med. Thilenius, mußte dies selbst einräumen, und er glaubte, diesen gewiß neuen und sehr wichtigen Gesichtspunkt damit abfertigen zu können, daß er erklärte, „die Pockenfreiheit der ungeimpften Kinder sei allbekannt.[14]

Leider war diese „Pockenfreiheit der ungeimpften Kinder" weder allbekannt noch allgemein anerkannt, sonst hätte ganz gewiß Professor Bollinger-München im Jahre 1872 nicht allen Ernstes den Vorschlag gemacht, man solle die Frauen, welche in gesegneten Umständen seien, etwa im 6. Monat impfen, damit die jungen Weltbürger schon von Anfang ihres Erdenlebens sicher pockengefeit seien.[15]

Nein, diese Tatsache der Pockenfreiheit der ungeimpften Kinder ist erst von Dr. H. Oidtmann sicher erwiesen worden; mit Feststellung dieser Tatsache ist aber ganz gewiß

---

14 vgl. 4. Petitionsbericht 1881 S. 10.

15 vgl. Professor Dr. Bollinger-Volksmann's Heft 126.

dem Zwange zur Kuhpocken-Impfung die rechtliche Grundlage entzogen, und von einer weiteren Berechtigung des Impfzwanges kann so nur noch sehr bedingt die Rede sein.

Jedenfalls müßte zu einer solchen Berechtigung die zweite Voraussetzung des Impfgesetzes, daß nämlich die Kuhpocken-Impfung ein sicherer Schutz vor den Pocken ist, zweifellos erwiesen seien.

Wir wollen nun sehen, wie weit diese Behauptung der Impfverteidiger stichhaltig ist.

Jenner, der bekanntlich im Jahre 1798 nicht gerade als erster, aber immerhin in maßgebender Weise die Kuhpocken-Impfung als Schutzmittel gegen die Pockenerkrankung empfohlen hatte, erklärte den Schutz seiner Zeit für unbedingt und zeitlebens. Befremdlicherweise glaubte man ihm auch auf Grund des sog. Jenner'schen Experimentes in der damaligen hygienischen Unkenntnis blindlings in der ganzen zivilisierten Welt. Es erschien so schon 4 Jahre darauf im Jahre 1802 eine Abhandlung von Professor Dr. med. Hecker in Erfurt „die Pocken sind ausgerottet", und ich besitze den Allgem. Reichskalender vom Jahre 1806; darin ist von Dr. med. Faust ein begeisterter Artikel: „Zuruf an die Menschheit, die Blattern durch die Einimpfung der Kuhpocken auszurotten", in ausführlicherweise abgedruckt.

Infolge dieses blinden Vertrauens auf die Jenner'sche Kuhpocken-Impfung wurde so denn auch in Bayern der gesetzliche Zwang zu dieser Art von Impfung im Jahre 1807, — man beachte wohl! — also schon 9 Jahre nach der Veröffentlichung Jenners, eingeführt. Baden folgte diesem Beispiele im Jahre 1809 und Württemberg im Jahre 1818.

Der Glaube an den Schutz der Impfung war damals deshalb so allgemein, weil entsprechend der Periodizität der Volksseuchen, in jenen Jahren die Pockenepidemien zeitweise aussetzten, und weil man diesen Umstand in naiv-gesundheitlicher Leichtgläubigkeit skrupellos dem neuen Schutzmittel von Jenner zu gut schrieb.

Ein Dr. med. Krauß in Nürnberg verstieg sich deshalb auch in einem Schreiben an den König von Bayern zu dem empathischen Ausruf: „Dr. Jenner hat die mythische Lanze gefunden, welche verwundet, heilt und veredelt, welche die Rinder und die Völker dem Schicksal der Notwendigkeit entreißt."

Dieses kindliche Vertrauen auf das Jenner'sche Schutzmittel hat sich freilich bald genug als etwas trügerisch erwiesen, denn schon in den 30er Jahren und dann wiederum in den 60er, und vollends in den 70er Jahren tauchten die Pockenseuchen, welche man durch die Impfung für vertrieben hielt, je länger je mehr in der früheren Verderblichkeit wieder auf.

Trotz dieser Enttäuschungen blieb man bei dem überkommenen Glauben an den Impfschutz und suchte die Ursachen der Pockenepidemien immer nur in der ungenügenden Durchimpfung der Bevölkerung. Obermedizinalrat Dr. Cleß in Stuttgart wagte so noch im Jahre 1871 zu erklären, „wenn etwas in der Medizin unwiderleglich feststeht, so ist es der Nutzen der Impfung."[16] Die Anhänger der orthodoxen Schulmedizin haben es deshalb ja auch dahingebracht, daß das neuerrichtete Deutsche Reich im Jahre 1874, der anbrechenden Morgenröte in der Heilkunde zum Hohn, mit dem Impfzwanggesetz beglückt wurde.

---

16 Obermedizinalrat Dr. Cleß: „Pocken-Impfung in Württeuiberg 1871."

II. Ist es wahr, daß die Kuhpocken-Impfung einen wirklichen Schutz vor der Erkrankung an den Pocken bezw. vor dem Tode an denselben bildet?

Betrachten wir nun diesen angeblichen Schutz etwas näher.

Worauf beruht er denn? Steht er etwa im Einklang mit bekannten Naturgesetzen?

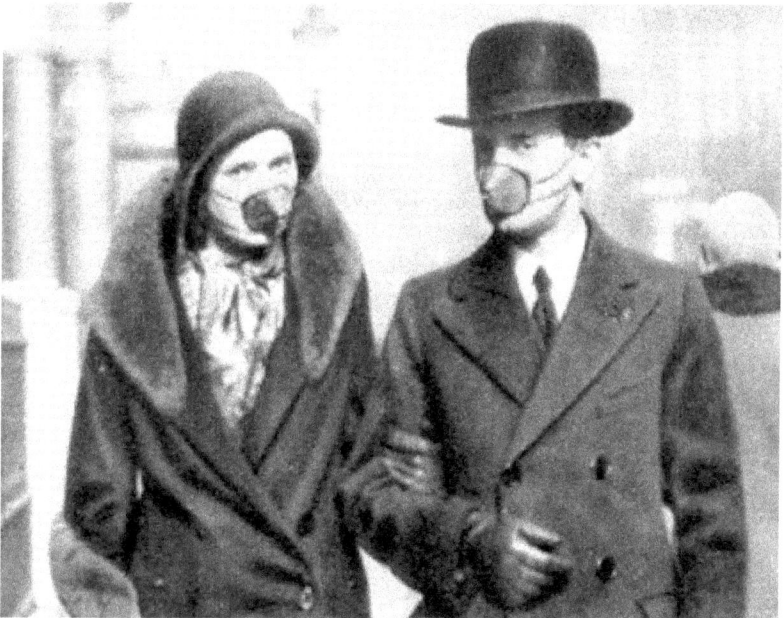

Bis jetzt ist es noch Niemand gelungen, den Beweis in wissenschaftlicher Weise zu führen.

Die Hauptautorität Professor Dr. Kußmaul sagt auch in seinen berühmten 20 Briefen „über Menschenpocken und Kuhpocken-Impfung" 1870 geradezu: „Wie dieser Schutz zu Stande kommt, darüber kann die Wissenschaft bis jetzt keinen Aufschluß geben." Wir haben auch jetzt, trotz der Immunisierungstheorie, noch keine exakt wissenschaftliche Erklärung für das Zustandekommen des Impfschutzes.

Die gewöhnliche und nicht unwahrscheinliche Annahme geht allerdings heutzutag dahin, die Kuhpocken seien eine durch den tierischen Organismus gemilderte Art der echten Pocken, und wer diese modifizierten Pocken durchgemacht habe, sei ebenso sehr vor einer Erkrankung an den Pocken geschützt, wie der, welcher die echten Blattern gehabt habe.

Jenner selbst stützt auch seine Theorie darauf, daß bei Personen, welche die natürlichen Kuhpocken gehabt haben, die Einimpfung echter Pocken keinen Erfolg hatten.

Einmal ist nun dieses sog. Jenner'sche Experiment durch Kontrollversuche, die von verschiedenen, namentlich aber in neuerer Zeit von Dr. Schuppert in New-Orleans[17] angestellt wurden, als nicht stichhaltig aufgezeigt worden. Die Millionen von Geimpften, welche im Laufe des vorigen und des jetzigen Jahrhunderts an den Pocken erkrankten und häufig trotz Impfung sogar daran starben, sind ja auch ein ganz direkter Beweis dagegen.

Aber auch, wenn das Jenner'sche Experiment bis zu einem gewissen Grad richtig wäre, so ist damit die Impfschutzlehre noch keineswegs bewiesen.

Denn es ist Erfahrungstatsache, daß selbst an wirklichen Pocken erkrankt Gewesene damit noch keineswegs einen unfehlbaren Freibrief vor einer nochmaligen Erkrankung daran sich erworben haben. Im Jahre 1871 wurden im Leipziger Krankenhaus mehrere Fälle von zweimaliger Erkrankung an den Pocken beobachtet und Dr. Heim[18] erzählt si-

---

17 vgl. Professor Dr. A. Vogt's „Hygiene und Pockenseuche" S. 54 ff.

18 vgl. Dr. med. Böings „Tatsachen und Pockenimpfung" S. 70 und Dr. méd. Heim „Geschichte der Pockenseuchen" 1856.

cher konstatierte Fälle, wo einzelne sogar sechsmal an den Pocken erkrankt sind. Dasselbe hatte auch Professor Dr. Hebra in Wien festgestellt.

Der Statistiker Löhnert wies statistisch aus den Zahlen Dr. Heim's nach, daß diesen Zahlen zufolge die Wahrscheinlichkeit, zum zweiten male an den Pocken zu erkranken, beinahe fünfmal größer ist als die, zum ersten male von den Blattern befallen zu werden.[19]

Kreisarzt Dr. Boehncke Kaus Witkowo wies ferner an einem konkreten Beispiel nach, daß die Empfänglichkeit für die Blattern keineswegs gleich ist der Empfänglichkeit für die Kuhpocken-Impfung.

Andererseits gebe ich ohne Weiteres zu, daß der Impfschutzlehre eine gewisse Wahrheit zu Grunde liegt: nämlich die, daß der Körper sich an ein Gift gewöhnen kann und allmählich mit der Zeit dagegen abgestumpft wird.

Wir beobachten ja dies beim Alkohol, beim Tabak, beim Kaffee, beim Morphium und Ähnlichem und es ist so verständlich, daß die Impfung tatsächlich einen gewissen Schutz gegen die Blatternerkrankung abgeben kann. Man nimmt auch heutzutag an, daß sich infolge der Impfung gewisse Schutzkörper im geimpften Organismus bilden.

Wie lange freilich dieser Impfschutz infolge solcher Schutzkörper dauert. — die einen erklären ihn für 20, die andern für 10, wieder andere für 5 und noch weniger Jahre — darüber fehlt zur Zeit ganz und gar jede wirklich wissenschaftliche Untersuchung.

Doch wir wollen von den wissenschaftlichen Einwendungen absehen: Die Impfverteidiger berufen sich ja ganz gewöhnlich für ihr Dogma auf den Beweis durch die Erfahrung.

Nun alle Achtung vor der ärztlichen Kunst! Aber mit dieser

---

19 pgl. Löhnerts „Impfzwang oder Impfverbot" S. 21 und Dr. med. Boing „Tatsachen zur Pockeninpffrage" S. 73 ff.

ärztlichen Erfahrung hat es seine eigene Bewandnis.

Bekanntlich sieht Jeder, wie Goethe sagt, nur das, was er weiß, und anzüglich genug, aber leider nicht unwahr, sagte Professor Helmholz, daß die Mehrzahl der Ärzte geneigt ist, das für wahr zu halten, was sie wünschen.

Zu welchen Irrwegen hat deshalb nicht schon diese angebliche Erfahrung der Ärzte in der Behandlung von Krankheiten geführt. Ich erinnere Sie nur kurz an die früher ganz gewöhnliche Behandlungsweise der Lungenentzündung durch Aderlässe. Auch hierbei berief sich jeder Arzt auf seine angebliche Erfahrung, welche die günstige Wirksamkeit dieses Mittels ganz außer Zweifel stelle.

Ganz entgegen dieser Erfahrung der Majorität der Ärzte hat sich aber im Laufe des vorigen Jahrhunderts als unzweifelhaft herausstellt, daß die allgemeine Anwendung der Aderlässe bei Lungenentzündung nicht nur nicht nützlich, sondern vielfach direkt schädlich war. Infolge davon wird der Aderlaß bei der Lungenentzündung seit wenigen Dezennien[20] gar nicht mehr angewendet.

Die Beurteilung der Wirksamkeit eines Mittels aber, welche einer Krankheit vorbeugen soll, ist noch viel schwieriger, und eine Täuschung ist in dieser Beziehung noch viel leichter möglich.

Ein Beispiel wird Ihnen dies am ehesten klar machen.

In den Rheinlanden ist es allgemein gebräuchlich. daß die Hunde, um sie vor der Tollwut zu schützen, mit einem sog. St. Hubertusschlüssel gebrannt werden. Es steht dort dieses Mittel in großem Ansehen und genießt allgemeines Vertrauen. Natürlicherweise bleibt die Mehrzahl der Hunde von der Krankheit an und für sich verschont, und infolge des traditionellen Glaubens wird dieses Verschontbleiben selbstverständlich dem Brennen mit dem St. Hubertussch-

---

20 Jahrzehnten

lüssel zugeschrieben.

Schlägt einmal das Mittel fehl und wird ein früherer ge-
brannter Hund trotzdem wütend, so fehlt es natürlich an
stichhaltigen Ausflüchten nicht. In einem solchem Falle ist
eben der Hund nicht mit einem echten Hubertusschlüssel
gebrannt worden oder das Brennen wurde nicht richtig
ausgeführt und was dergl. Ausflüchte — ganz analog denen
der Impfanhänger — mehr sind.

Zu meiner Studienzeit machte sich Professor Dr. von Särin-
ger, der frühere Rektor der Universität Tübingen, über die
Impfschutzlehre in seinen Vorlesungen nicht selten lustig.

Er meinte: So gut als die Impfung gegen die Pocken, würde
sich als ausgezeichnetes Mittel gegen die Cholera ganz sicher die Methode bewähren, daß Jedermann mit dem Höl-
lensteinstift einen schwarzen Tupfen auf die Nase bekäme.
Die Mehrzahl bleibe bekanntlich immer von der Cholera so
wie so verschont, und diese wären dann natürlich ein sicherer Beweis für den so glänzend bewährten Schutz des Mittels.

Aus dem Angeführten kann man entnehmen, wie schwierig
es im Einzelnen ist, über die Wirksamkeit eines solchen
vorbeugenden Mittels zu einem sichern Urteil zu gelangen,
und wie gefährlich es für den Staat ist, auf die wechselden
Modetheorien der Ärzte Zwangsgesetze aufzubauen.

Nun freilich die Impfverfechter berufen sich auf die Erfahrung im Großen, und glauben einen unwiderleglichen Beweis für den Schutz der Impfung vor allem darin zu sehen,
daß seit Einfuhrung der Kuhpocken-Impfung durch Jenner
tatsächlich die Pockenepidemien ganz bedeutend nachge-
lassen haben.

Darauf beruft sich ja jeder Impfverteidiger und in allen
impffreundlichen Artikeln wird darauf mit Siegesgewißheit
hingewiesen. Nun wir wollen die Tatsache als richtig aner-

kennen, obgleich im vorigen Jahrhundert, zumal im Jahre 1871/78 die Pocken bei uns trotz des herrschenden Impfzwanges ganz gehörig gewütet haben und obgleich bei uns in Deutschland da und dort immer wieder einzelne Pockenepidemien auch in unserer Zeit noch vorkommen, so in Metz, in Oberschlesien, in Duisburg u. a. O.

Allein es ist denn doch sehr fraglich, ob der Nachlaß der Pocken so ohne weiteres dem Schutzmittel der Kuhpocken-Impfung zugeschrieben werden darf.

Es lassen sich ja mit Leichtigkeit sehr gewichtige Gründe dagegen geltend machen.

Einmal impfte man seit Mitte des achtzehnten Jahrhunderts mit nicht minderem Eifer wie im neunzehnten Jahrhundert, allerdings nicht mit Kuhpocken, sondern mit echten Pocken. Dieses Mittel brachte bekanntlich die Gräfin Montague im Jahre 1726 aus der Türkei nach England, wo es eifrig ergriffen wurde. In der Verzweiflung der Epidemien griff man ja von jeher in der hygienischen Unkenntnis zu jedem noch so abenteuerlichen Mittel, und es kann uns deshalb nicht Wunder nehmen, daß dieses Altweibermittel, wobei nicht selten Gesunde zu den Pockenkranken ins Bett gelegt oder wobei von Gesunden die Hemden Pockenkranker um teures Geld gekauft wurden, im achtzehnten Jahrhundert sowohl von den Ärzten als von den Behörden auf das Eindringlichste empfohlen wurde.

Haben wir ja doch vor wenigen Dezennien in den öffentlichen Blättern lesen können, daß, als in Südrußland die Diphtheritis sehr heftig grassierte, die Mütter dort nicht gar selten die Zulpen[21] der diphtheritisch erkrankten Kinder den gesunden Kindern als angebliches Schutzmittel in den Mund steckten; eine Methode, durch welche natürlicherweise diese Krankheit auf die denkbar stärkste Weise erst recht verbreitet wurde.

---

21 Schnuller

Ganz so war es mit der gepriesenen Impfung der echten Pocken, mit der sog. Inoculation[22], die früher ganz ebenso hochgefeiert und angepriesen worden war wie in der jetzigen Zeit die Kuhpocken-Impfung. Hatte doch selbst ein Hufeland, der Verfasser der bekannten Makrobiotik, der Leibarzt der Königin Luise von Preußen, noch im Jahre 1798 in seinem Buche „Bemerkungen über die natürlichen und inoculierten Blattern", diese Inoculation, also die, Impfung mit echten Blattern „als eine wohltätige und göttliche Erfindung bezeichnet, welche durch ihre glücklichen Erfolge ihr Lob auf die überzeugendste Art verkündige und die lächerlichen Einwürfe aufs triftigste widerlege." Jetzt wissen wir freilich, daß gerade durch diese „göttliche Erfindung" der Inoculation die Blatternepidemien in geradezu raffinierter Weise gezüchtet wurden; und es ist in der Tat ein Verdienst der Jenner'schen Kuhpocken-Impfung, daß sie die früher übliche aber weit gefährlichere und echte Blattern-Impfung, die sog. Inoculation verdrängte, und damit zweifellos, wenn auch nur indirekt zum Nachlaß der Verderblichkeit der Pockenepidemien beitrug. Jetzt ist ja auch bei uns die Inoculation bei hoher Gefängnisstrafe verboten.

Ob im Übrigen die Kuhpocken-Impfung auch positiv zur Verdrängung der Blatternseuchen wesentlich viel beigetragen hat, ist mir wenigstens sehr fraglich.

Denn es wäre sonst undenkbar, daß zu einer Zeit, wo 9/10 der deutschen Bevölkerung geimpft waren, noch so schwere Pocken-Epidemien bei uns hätten auftreten können, wie 1871/72.

Bekanntlich starben allein in Preußen im Jahre 1871 über 60000, und im Jahre 1872 sogar, über 64000 Menschen an den Pocken. In dem wohldurchimpften Bayern allein waren im Jahre 1871 30742 an den Blattern erkrankt, wovon 29429 geimpft waren. Für den Rückgang der Pockenepide-

22 Einbringung der Krankheitserreger

mien zu Anfang unseres Jahrhunderts lassen sich ja auch außer dem Aufhören der verderblichen Inolutation, noch ganz andere Gesichtspunkte geltend machen.

So wurden zu Anfang des 19. Jahrhunderts gesetzliche Vorschriften über die Desinfizierung der von pockenkranken Schafen stammenden Wolle erlassen, was sicher für die Verbreitung der Blatternseuchen von ganz bedeutendem Einflusse war, da die Blatternepidemien gerade mit infizierter Schafwolle vielfach in ursächlichem Zusammenhange stehen. Sodann nahm mit der Wohlhabenheit und mit der hygienischen Aufklärung die Reinlichkeit und die Verbesserung der gesundheitlichen Verhältnisse überhaupt zu. Derlei Momente haben sich aber von jeher am besten als seuchenbeherrschend erwiesen. Auf diese Weise ist jetzt die Pest auch ohne die Impfung bei uns ganz geschwunden. Und endlich wurde in unserem Jahrhundert zudem auch die Behandlung der Pockenkranken allmählich vernünftiger und sachgemäßer. All diesen Einflüssen mit einander kann man aber ganz sicher einen viel positiveren Einfluß auf die Verminderung und Milderung der Pockenseuchen zuschreiben, als dem unbestimmbaren Einfluß der Impferei.

Damit übereinstimmend sagt auch Professor Dr. A. Vogt: „Die Pockenimpfgeschichte zeigt, wenn man sie an den Quellen studiert, daß dieser Rückgang der Pocken am wenigsten der Kuhpocken-Impfung zugeschrieben werden kann.[23]

Mit dem historischen Beweismittel der Impfverteidiger ist es also nicht weit her.

Doch die Impfanhänger berufen sich zur Erhärtung des behaupteten Impfschutzes weiter ganz besonders gern auf die Statistik. Dr. med. Löwe-Berlin erklärte ja auch bei Beratung des Reichsimpfgesetzes im Reichstag: „Mit der Statis-

---

23 Vgl. „Für und Wider die Kuhpocken-Impfung" von Professor Dr. A. Vogt-Bern 1879.

tik in der Hand können wir jeden Einwand gegen die Impflehre glänzend widerlegen" und Obermedizinalrat Dr. Cleß,
Stuttgart behauptet: Für den Impfschutz haben wir die bin-
dendsten mathematischen Beweise[24]. Auch das kaiserliche
Reichsgesundheitsamt operiert in seiner Beweisführung
für, die Notwendigkeit des Impfzwanges hauptsächlich mit
verblüffenden statistischen Tabellen.

Es ist nun allerdings wahr, die seitherigen Zahlen der
impffreundlichen Ärzte sprechen scheinbar unwiderleglich
für den großen Nutzen der Kuhpocken-Impfung; diese Zahlen werden ja deshalb auch in jedem impffreundlichen Zei-
tungsartikel mit großem Behagen ins Feld geführt. Auf diese großen Zahlen stützt Professor Kußmaul seine Lehre
vom Impfschutz, und es bringen ja auch unsere Tagesblätter immer von Zeit zu Zeit Artikel, gespickt mit derartigen
Zahlen, welche, wenn sie richtig wären, freilich selbst für
das blödeste Auge den Nutzen der Impfung unwiderleglich
dartun würden.

Zur Würdigung der Statistik im allgemeinen möchte ich zunächst ein Wort Professor Billroths in Wien anführen, der
sagt: „Die Statistik ist wie ein Frauenzimmer, sie soll sein
ein Spiegel von Reinheit und Wahrheit, sie ist aber oft eine
Metze, welche sich von Allen zu Allem gebrauchen läßt."

Die ganze seitherige impffreundliche Statistik ist nun
bedauerlich unwissenschaftlich; es fehlen ihr vielfach die
elementarsten Erfordernisse, und es ist deshalb kein Wunder, daß mit denselben großen Zahlen, womit die Impfverfechter den Nutzen der Impfung beweisen wollen, die Impfgegner durch andere und zwar sachgemäßere Zahlengrup-
pierung das gerade Gegenteil davon dartun.

Es leuchtet auch, wenn man die seitherige Impfstatistik etwas kritisch betrachtet, sofort ein, daß die Impfverteidiger

---

24 Vgl. „Pocken-Impfung in Württemberg" von Obermedizinalrat
   Dr. Cleß-Stuttgart 1871.

bis auf die jüngste Zeit mit ihren Zahlenzusammenstellungen sehr unsachlich verfahren sind. Denn gewöhnlich werden dabei die Geimpften einfach den Ungeimpften gegenübergestellt, als ob das zwei Werte seien, die sich ohne Weiteres als gleichwertig mit einander vergleichen lassen.

Wer sind denn aber die Ungeimpften? Es sind dies hauptsächlich die Säuglinge und die kranken Kinder, und selbstverständlich sind diese gegen jede Krankheit, also auch gegen die Pocken, weniger widerstandsfähig als die kräftigen, zumal erwachsenen Geimpften.

Wenn man deshalb diese zwei Gruppen ohne Weiteres mit einander vergleicht, so muß naturnotwendig zu Gunsten der geimpften Klasse ein schiefes Resultat sich ergeben.

Alle diese Vergleiche zwischen Geimpften und Ungeimpften können deshalb durchaus nichts beweisen, denn so wenig man Mark und Pfennig, Gold und Silber, als gleichwertig einander gegenüberstellen darf, eben so wenig darf man ohne weiteres Geimpfte und Ungeimpfte mit einander vergleichen.

Das ist aber von jeher bis jetzt in der impffreundlichen Statistik geschehen und deshalb taugt sie so gut wie nichts.

So hat ein anerkannter Statistiker von Fach, G. Fried. Kolb von München, die seitherigen Fehler der Impfstatistik unbarmherzig aufgedeckt und die Unzulänglichkeit des seitherigen statistischen Beweises unwiderleglich dargetan.[25]

Kolb faßt sein Urteil in den Worten zusammen: „Die großen Zahlen, womit so viele Jahre hindurch dem ärztlichen wie nichtärztlichen Publikum imponiert wurde, sind unhaltbar."[26]

Selbst der frühere Referent der Petitionskommission im

---

25 Vgl. „Zur Impffrage" von G. Fr. Kolb, Leipzig 1877.

26 Vgl. 8. Petitionsbericht 1877.

Reichstag, Dr. med. Thilenius, welcher das equilibristische Kunststück zu Stande bringen und die impfgegnerischen Petitionen lange Zeit hindurch parieren mußte, konnte nicht umhin, trotzdem daß er früher sich auf die Ergebnisse der Statistik ausdrücklich berief, später vor einer Überschätzung der Statistik zu warnen, und er erklärte: „Eine völlig brauchbare und konkludente Statistik werden wir erst durch die mittelst des Zwangsimpfgesetzes geschaffene Organisation des Impfwesens erhalten können."[27]

Es ist nun ganz gewiß etwas Ungeheuerliches, daß eine Zwangsmaßregel, welche erst durch ihren Erfolg zeigen soll, ob ihr Gegenstand nützlich oder verwerfllich ist, beschlossen werden konnte, und mit vollem Recht nennt Rechtsanwalt Martini ein solches Gesetz eine juristische Monstrosität."[28]

Auch betreffs der statistischen Arbeiten des Reichsgesundheitsamtes zu Gunsten der gesetzlichen Impfzwangspflicht erklärte der beeidigte Sachverständige vor dem Berliner Landgericht bei Gelegenheit des Gerling'schen Impfprozesses im Jahre 1898, daß die statistischen Zahlen vor einer wissenschaftlichen Kritik nicht beweiskräftig seien, da sie den wissenschaftlichen Erfordernissen dazu nicht Genüge tun. Ich war damals bei der Verhandlung in Berlin als Sachverständiger persönlich anwesend.

Mit der Berufung auf die Statistik ist es also wiederum nichts.

Wenn so der Referent Dr. Thilenius, gedrängt von der Wucht der impfgegnerischen Beweise, nichts anderes mehr wußte, als sich auf die Autorität der Wissenschaft im allgemeinen zu berufen: „das Hauptmotiv für das Gesetz ist allerdings die Forderung des Impfzwanges durch die Autorität der medizinischen Wissenschaft und die ganz überwie-

27 Vgl. 8. Petitionsbericht 1877.

28 „Der Impfzwang" von Rechtsanwalt Martini, Leipzig 1879.

gende Mehrheit der praktischen Ärzte gewesen", so war dies natürlich nichts anderes als ein Trugschluß. Denn die Ansicht der Vertreter der medizinischen Wissenschaft beruht, wie wir oben gesehen haben, nicht auf einer wissenschaftlichen Begründung der Impflehre, sondern auf dem bisher festgehaltenen, in Wirklichkeit aber nichtigen Beweis der Statistik.

So steht es also mit der impffreundlichen Behauptung vom Impfschutz.

Trotz dieser offenbar sehr windigen Beweise fehlt es freilich den Impfanhängern, die nun einmal den Impfglauben mit der Muttermilch eingesogen haben, und deshalb nicht von ihm lassen können, nicht an allen möglichen Ausflüchten. Nachdem die schützende Kraft der Impfung ganz und gar fehlgeschlagen hat, so klammern sie sich an den Nutzen der mehrmaligen Impfung. Allein auch Revaccinierte[29] sind in Hülle und Fülle an den Pocken erkrankt und gestorben. In Bonn starb ein einjährig-freiwilliger Arzt, trotzdem, daß er dreimal geimpft war, an den Pocken, also ein junger gesunder Mann in den besten hygienischen Verhältnissen, dasselbe war bei einem Kandidaten der Medizin in Kiel sowie bei vielen anderen Revaccinierten der Fall.

Die offizielle Statistik, welche den Nutzen der Wiederimpfung dartun soll, leidet eben auch an denselben Mängeln wie die ganze seitherige impffreundliche Statistik, und der Statistiker Kolb bezeichnete deshalb die der Petitionskommission im Jahre 1878 darüber vorgelegten statistischen Tabellen „als die reinste Satire."[30]

Überblickt man nun noch einmal die angeblichen Beweise für den Impfschutz, den Mangel einer sicheren wissenschaftlichen Erklärung, das Trügerische des seitherigen Erfahrungsbeweises, sowohl im Kleinen wie im Großen, so-

---

29 wiederholt geimpft.

30 Vgl. „Die Impfzwangs-Frage" von G. Kolb, München 1878.

wohl historisch als statistisch, so muß der Vorurteilsfreie zugeben, daß auch die zweite Voraussetzung, auf der das Impfgesetz beruht, keinen festen, sichern, wissenschaftlichen Grund hat, daß sie vielmehr nur größtenteils auf Tradition und unhaltbaren Scheinbeweisen beruht.

Mit Konstatierung dieser Tatsache, welche sich absolut nicht wegleugnen läßt, schwebt aber das Impfzwangsgesetz ganz und gar in der Luft.

Wie wenig in der Tat die Impfung schützt, zeigt folgende Tabelle über die Pockenepidemie in Minden vom Jahre 1871.

Alter	erkrankt	gestorben	%
0—1	13	6	46,1
1—2	12	4	33,3
2—3	13	5	38,5
3—4	14	6	42,8
3—5	10	2	20,0
5—6	10	2	20,0
6—7	9	1	11,1
7—8	10	2	20,0
8—9	20	1	5,0
9—10	9	2	22,2
	120	31	25,8

Tabelle der Kinder unter 10 Jahren, welche, trotz erfolgreicher Impfung, an den Pocken erkrankten resp. starben.

Aus diesen und verschiedenen ähnlichen Zahlen ersieht man die zweifellose Tatsache, daß der Nutzen der Impfung sehr problematisch ist.[31]

---

31 Vgl. Tatsachen zur Pocken- und Impffrage" von Dr. med. Böing-Leipzig 1882, S. 100.

III. Ist es wahr, daß die Kuhpocken-Impfung unschädlich ist?

Betrachten wir nun die dritte Voraussetzung der gesetzlichen Impfpflicht: Die Ungefährlichkeit der Kuhpocken-Impfung.

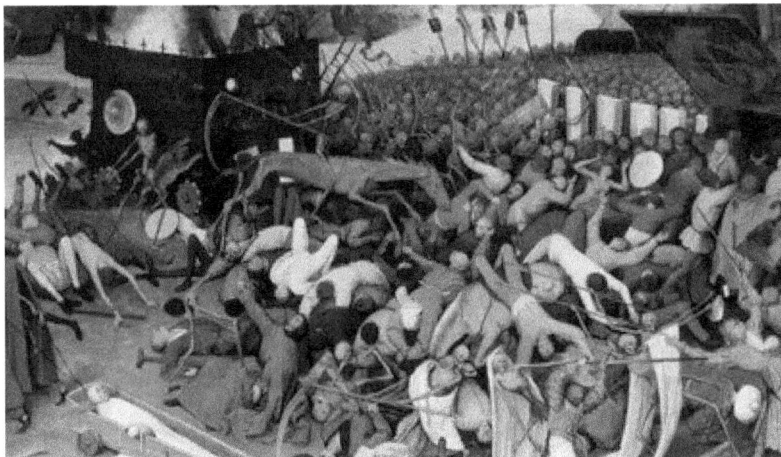

Natürlich wurde die Unschädlichkeit der Impfung bei Schaffung des Impfzwanggesetzes als absolut sicher vorausgesetzt. Der berühmte Staatsrechtslehrer Mohl erklärt auch: „Wäre irgend eine in Anschlag zu bringende Gefahr mit der Impfung verbunden, so würde sich der Impfzwang sicherlich nicht rechtfertigen lassen."

Man war nun in der Tat recht lange Zeit in dem naiven Glauben befangen, die Impfung schade nichts — und die wissenschaftliche Deputation für das Medizinalwesen in Preußen erklärte sogar noch im Jahre 1873 in dem Gutachten, welches dem deutschen Impfgesetze zu Grunde liegt, skrupellos: „Es liegt keine verbürgte Tatsache vor, welche für einen nachteiligen Einfluß der Impfung auf die Gesundheit des Menschen spricht."

Eine Unmenge sicher konstatierter entsetzlicher Tatsachen

bis auf die allerjüngste Zeit straft aber Gutachten auf das allerdirekteste Lügen.

Man muß sich auch erstaunt fragen, wie sollte es möglich sein, daß ein notorischer Giftstoff nicht giftig sein soll? Was ist denn die Kuhpocken-Impfung? Sie sieht allerdings ganz unschuldig aus und erscheint um so unverfänglicher, als sie durchaus keine Schmerzen verursacht. Sie ist, aber nichtsdesto weniger die Überführung eines tierischen Giftes in die Säftemasse eines gesunden Organismus, und bewirkt ganz naturgemäß eine gewisse Blutvergiftung.

Eben deshalb besteht im deutschen Impfgesetz ja auch die gesetzliche Vorschrift, daß die schwächlichen Kinder von der Impfpflicht zu dispensieren sind, obgleich gerade diese den Schutz vor einer etwaigen Pockenerkrankung am allernötigsten hätten.

Schon dieses Moment allein spricht gegen die angebliche Unschädlichkeit der Kuhpocken-Impfung.

Wir wissen aber jetzt aufs Zuverlässigste, daß alle möglichen Zufälle die Impfung, ohne daß die Vermeidung derselben im einzelnen Falle der Arzt sicher in der Hand hätte, gefährlich gestalten können!

So entsteht nach einer vollständig lege artis[32] vorgenommenen Impfung nicht selten heftiges Fieber, Zellgewebsentzündung, Impf-Rotlauf, langdauernde Geschwürsbildung, Lupus, Scrophulose, Tuberkulose, ja ein eigentliches Impfsiechtum mit tödtlichem Ausgange ist nicht selten die Folge."[33]

---

32 kunstgerecht

33 „Über Impfschädigungen" von Staatsrat Dr. med. Walz-Frankfurt a/O. 1881. „Über Impfschädigungen", Vortrag von Sanitätsrat Dr. Bilfinger beim Weltkongreß im Jahre 1898 in Berlin, abgedruckt in „Pocken und Schutzimpfung" von Professor Dr. P. Förster. – „Zum Verständnis der Impfzwangsfrage", abgedruckt in „Natürliche Heil- und Lebensweise" von Sanitäts-

Es herrscht jetzt auch kein Zweifel mehr darüber, daß die scheußlichste aller modernen Krankheiten, die Syphilis, durch die Kuhpocken-Impfung auch ohne besondere Nachlässigkeit des Impfarztes nicht selten übertragen worden ist.

Bis vor Kurzem wurde dies freilich in Abrede gestellt, und die französische Akademie, seiner Zeit die erste medizinische Autorität, erklärte noch im Jahre 1849: „Man könne von krätzigen, aussätzigen, skrophulösen, syphilitischen und ähnlichen Individuen abimpfen, die Schutzkraft bleibe davon unberührt, und eine Übertragung dieser Krankheiten sei durch die Impfung nicht möglich."

Diese Annahme hat sich aber, ähnlich der obigen Behauptung der preußischen Deputation für das Medizinalwesen, als ein sehr gefährlicher Irrwahn erwiesen. In der Professor Eulenburg'schen Realencyclopädie der gesamten Heilkunde sind ca. 760 bis zum Jahre 1896 in der Litteratur verzeichnete Syphilisübertragungen zugegeben, in Wirklichkeit sind es aber noch viel mehr.

In Lebus bei Frankfurt a. O. wurden 14 zwölfjährige Schulmädchen durch die Revaccination syphilitisch krank gemacht.

Ein noch schauerlicherer Fall ist der, den Geh. Rat Eulenburg in der Verhandlung deutscher Naturforscher und Ärzte in Leipzig im Jahre 1873 zur Sprache brachte. Darnach sind nach amtlicher Erhebung von 140 Kindern, die mit der Lymphe eines scheinbar ganz gesunden Kindes geimpft wurden, 50 syphilitisch geworden und unter den verschiedensten Formen schwer daran erkrankt. In den nachfolgenden Blättern erzähle ich ausführlich ebenfalls einen diesbezüglichen gräßlichen Fall von Syphilis-Überimpfung bei einem 12jährigen vorher ganz gesunden Mädchen aus Aachen.

---

rat Dr. Bilfinger.

Auch Dr. Hayd führt in seiner Schrift: „Übertragung der Syphilis durch die Impfung", Stuttgart 1867, eine lange Reihe von Fällen an, in denen die Syphilisüberimpfung sicher konstatiert wurde. Er meint freilich: „Zum Glück ist die genauere Kenntnis dieser entsetzlichen Unglücksfälle mehr auf die wissenschaftlichen Kreise beschränkt geblieben, indem durch größere Verbreitung derselben unter das Publikum bei jetzt überall sich regender Agitation gegen das Impfinstitut dessen Gegnern die mächtigste Waffe in die Hand gegeben worden wäre."

Eine brillante Illustration zu diesem Vertuschungssystem der impffreundlichen Ärzte gibt Dr. Taylor in seiner Rede im englischen Parlament am 11. Juni 1880; er erzählte: „Ein Kind in Leeds starb unlängst an den Folgen der Impfung, wie der behandelnde Arzt ausdrücklich bezeugt. Der Gerichtsarzt lehnte die Angabe ab, daß das Kind an der Impfung gestorben sei, denn das Gesetz kenne eine solche Todesursache nicht, und so lautete dann die amtliche Bezeichnung: „Gestorben durch die Heimsuchung Gottes."

Gerade die Syphilisübertragungen gaben die Veranlassung zur Einführung der sog. animalen Impfung, seit Mitte der 80er Jahre des vorigen Jahrhunderts. Aber auch diese neue Art der Impfung ist nichts weniger als ungefährlich. Nach dem Bericht des Geh. Medizinalrats Dr. Pfeiffer auf dem 7. deutschen Ärztetag in Eisenach ist sogar ein älterer Herr infolge einer solchen animalen Impfung gestorben. Ich selbst konnte verschiedene schwere Impfschädigungen, die trotz animaler Lymphe aufgetreten waren, sicher konstatieren.

Wir wissen jetzt auch aus den bakteriologischen Untersuchungen Dr. Landmann's, Dr. von Nießen's und anderer Forscher, daß die animale Lymphe aus den verschiedensten staatlichen Lymphegewinnungs-Anstalten manchmal in erstaunlich hoher Menge krankmachende giftige Bakterien enthält. Es kann deshalb gar nicht anders sein, als daß Jahr

tätsreform an die Stelle des Impfinstituts treten. Man gebrauche die bisher zu einer systematischen Vergiftung des Volkes verschwendeten Summen zu allgemein gesundheitswirtschaftlichen Maßregeln: Man errichte Volks- und Luftbäder, sorge für gesunde Wohnungen und gewöhne die Menschen an Reinlichkeit und regelmäßige Lüftung ihrer Wohnungen. Man versuche es einmal und verordne statt der Impftermine, daß regelmäßig wenigstens im Frühjahr und Herbst jedes Haus durch Öffnen von allen Türen und Fenstern gründlich durchventiliert werde.

Dies sind Dinge, welche nachweisbar dem Individuum wie der Gesamtheit nützen, und ein positives Einschreiten der Behörde nicht nur zulassen, sondern soweit als tunlich, direkt fordern.

Freilich ist es notwendig, daß, wenn derartige Maßregeln richtig durchgeführt werden sollen, auch eine Reform der ärztlichen Verhältnisse damit Hand in Hand geht, und daß vom Staate und von der Gemeinde besoldete Gesundheitsräte, die selbstverständlich nicht nebenbei Erwerbspraxis treiben dürfen, angestellt werden.

Denn so lange die Ärzte wie jetzt in ihrer Stellung darauf angewiesen sind, von den Krankheiten zu leben, kann man kaum erwarten, daß sie mit besonders großem Eifer auf die allgemeine Gesundheitsverbesserung bedacht sind. So wenig die Wirte eifrige Mäßigkeitsapostel, und die Rechtsanwälte energische Gegner der gerichtlichen Prozesse sein werden, ebenso wenig kann man erwarten, daß die Ärzte, die ja auch Menschen sind, unter den heutigen Verhältnissen mit voller Kraft die Ausrottung der Krankheiten erstreben.

Ich zweifle nicht, daß gerade die Impfzwangsfrage mit der Zeit den Ausgangspunkt für eine radikale Änderung der hygienischen und ärztlichen Verhältnisse bilden wird, und so ist zu hoffen, daß dieses an sich so verderbliche Institut im

Laufe der Zeit auch noch zum Segen für die Menschheit werden wird.

Werfen wir nun noch einmal einen Rückblick auf das Gesagte: Nicht die Ungeimpften, sondern die Geimpften erkranken ganz gewöhnlich zuerst bei einer Epidemie, der Schutz der Kuhpocken-Impfung ist zweifelhaft, die Zwangs-Impfung kostet aber Tausenden von Kindern Leben und Gesundheit; und endlich: wir besitzen jetzt sowohl gegen die Blatternerkrankung im Einzelnen als gegen die Blatternseuchen im Großen viel wirksamere Mittel, als die Impfung.

Unter diesen Umständen wird man zugeben, daß die Impfzwangsgegner denn doch nicht so ganz verrückte Leute sind, wofür sie gewöhnlich erklärt werden, und es ist wahrlich an der Zeit, daß die öffentliche Meinung und besonders auch die tonangebenden Tagesblätter endlich den Anschauungen der hygienisch denkenden Impfgegner mehr Beachtung schenken.

Wer seine Kinder impfen lassen will, gut, der tue es; im Übrigen aber kann sicher kein Zweifel darüber mehr sein, daß der Impfzwang in unser Zeitalter der Reinlichkeit und hygienischen Aufklärung wie eine Faust auf ein Auge paßt, und daß die damit verbundene medizinische Vergewaltigung mit unsern heutigen Rechtsanschauungen schlechterdings nicht mehr vereinbar ist. In unsern Tagen der Glaubens- und Gewissensfreiheit ist unstreitig der Impfzwang eine der gehässigsten Formen staatlicher Bevormundung und Dr. med. Grieb nannte ihn mit Recht einen frechen Parasiten am Baume der bürgerlichen Freiheit. Die Zahl der Ärzte, welche sich gegen den Impfzwang aussprechen, nimmt auch immer mehr zu, und gar viele derselben verdammen ihn aufs schärfste.

Dr. med. H. Oidtmann sagt: Der Impfzwang ist der legislatorische Ausdruck der hygienischen Verwahrlosung unseres

Volkes.

Professor Dr. med. Pott-Halle schreibt in den „Therapeutischen Monatsheften" 1902: „Eine Ausrottung ansteckender Krankheiten und Seuchen werden wir durch die Schutzimpfungen nie erreichen, bis jetzt hat die Revaccination weder die Pocken noch das Pockengift aus der Welt zu schaffen vermocht — eine Aufgabe, welche der Hygiene vorbehalten bleibt."

Dr. med. Bolle bezeichnet den Impfzwang als die Blüte aller medizinalpolizeilichen Verirrungen und Sanitätsrat Dr. med. Lorinser in Wien schreibt: „Die Schutzkraft der Impfung ist illusorisch, ein unglücklicher Wahn, der Glaube an dieselbe hat von Epidemie zu Epidemie abgenommen; und jener Seifensieder, der im Jahre 1872 in den öffentlichen Blättern seine Seife zu Waschungen des Körpers dem Publikum als Schutzmittel empfahl, hat in der Tat dem Volke einen vernünftigeren Rat gegeben, als unsere Impfenthusiasten."

So lange die Ansichten der Sachverständigen so diametral gegenüberstehen, daß die einen die Impfung für die segensreichste Erfindung erklären, von der die Wohlfahrt, ja die Existenz des Menschengeschlechtes abhänge, während die andern die Impfung für die stärkste Verirrung der Medizin und den Impfzwang für den größten Fluch der Menschheit erklären, so lange kann sicherlich vom Impfzwange als einer gerechtfertigten Maßregel nicht die Rede sein.

Es ist hohe Zeit, daß die Reichsregierung eine erneute Prüfung dieser Frage durch eine unparteiische Kommission von Ärzten, Juristen und Statistikern, in der aber auch die Impfgegner entsprechend vertreten sein müssen, in Bälde anordnet, und daß die englische Gewissensklausel auch bei uns zur Einführung gelangt.

5. Zur Illustration der Impfung und des Impfzwangs[36]

> Der Impfzwang als Mittel zur Tilgung
> der Blatternseuche ist gerade so vernünftig,
> wie wenn man eine Wiese pflastern wollte,
> um sie vor Maulwürfen zu schützen.

1. Die Impfung schützt wunderbar sicher?!

Nach den Angaben des entschieden impffreundlichen preuß
Rats Dr. med. Müller erkrankten im Jahre 1871 in Berlin an
den Blattern 1191 geimpfte Kinder unter 5 Jahren!

179 unter 1 Jahr,
298 „ 2 „
295 „ 3 „
244 „ 4 „
175 „ 5 „

Ersichtlich ausgezeichneter Impfschutz! Nach demselben
Autor sind in jenem Jahre 2410 Geimpfte an den Blattern
gestorben.

99 im Alter von 1 Jahr
385   „   1—5 „
150   „   4—10 „
1776   „   10—90 „

Augenscheinlicher herrlicher Impfschutz!

Derselbe konstatiert weiter, daß 1036 mehrmals Geimpfte
daran erkrankt und davon 162 (ca. 15%) gestorben sind.

Überzeugend großartiger Impfschutz!

---

36 Aus einem Flugblatte, das ich als Vorsitzender des Impfgeg-
nervereins in Schw. Hall im Jahre 1881 drücken ließ und zur
Verteilung brächte.

(s. Müller, Über die Pockenepidemien in Berlin im Jahre 1871).

Weiter: Es sind im Jahre 1871 an den Blattern erkrankt:

in Berlin. . . .17,020,

darunter Geimpfte . . . 14287

in London. . . . 14,808,

darunter Geimpfte . . .11,174,

in Bayern. . . .30,742,

darunter Geimpfte . . . . 29429.

(s. Kolb, Zur Impffrage.)

Diese Zahlen — und man könnte noch eine große Menge ganz ähnlicher Statistiken aus neuer und neuester Zeit anführen — beweisen jedem sonnenklar, daß der Impfschutz unbedingt über jeden Zweifel erhaben ist?!

2. Die Ungeimpften sind bei einer ausbrechenden Blattern-Epidemie unrettbar verloren?!

In dieser Beziehung gibt folgender Brief an mich aus dem Jahre 1878 vielleicht einiges zu denken:

„Geehrter Herr!

Durch vielseitige bittere Erfahrungen in meinen Bekanntenkreisen, deren Kinder zweifellos infolge der Impfung und längstens in einem Zeitraum von 1 - 1½ Jahren darauf mit verschiedenen Krankheiten, als Epilepsie, Gelenks-Entzündungen und Scropheln, behaftet wurden, sowie auch durch die Meinung meines sehr vernünftigen Hausarztes bin ich seit etwa 24 Jahren entschiedener Gegner nicht allein des Impfzwanges, sondern der Impfung überhaupt, weshalb mich auch Ihre Petition an den Reichstag im Stuttgarter Tagblatt von heute mit wahrer Genugtuung erfüllt, und wünsche ich derselben zum Wohle der langgeprüften Menschheit den besten Erfolg. Bei meinem 20jährigem Aufenthalte in Bayern wußte ich es durchzusetzen, daß meine 3 Kinder von der privaten, sowie der zwangsweisen Impfung verschont blieben. Dieselben waren, Gott sei Dank, bis jetzt niemals von einer ernstlichen Krankheit heimgesucht, obgleich meine Tochter 18, mein Sohn 16 und ein kleines Mädchen 5 Jahre alt und, während von meinen Bekannten ein Knabe nach 12jährigem Leiden an Fallsucht und ein Mädchen nach 6 Jahren an der englischen Krankheit in Folge der Impfung verstorben sind.

Vor etwa 7 Jahren traten die Pocken in der Stadt, welche ich bewohnte, ziemlich stark auf und kehrten auch in dem von mir bewohnten Hause ein. Die Hausfrau forderte sämtliche Einwohner, alt und jung, auf, sich schleunigst revaccinieren zu lassen, da bei ihrem Manne die Blattern ausgebrochen seien.

Da mich mein Beichtvater öfters dringend gebeten hatte, die Kinder impfen zu lassen, und ich diesem von ihm wohlgemeinten Rat stets widerstand, so war ich sehr in Sorgen wegen der Vorwürfe, die ich im Falle einer Erkrankung meiner Kinder zu erwarten hatte. Nachdem aber die Blattern im Hause bereits ausgebrochen waren, hoffte ich auf keinen Erfolg der Impfung mehr und stellte es dem lieben Gott anheim, wie er uns durch diese Kalamität[37] durchhelfen würde.

Wir kamen Gott Lob alle, Groß und Klein, unbeschadet davon, während ein anderer nachträglich geimpfter Hauseinwohner die Blattern in hohem Grade bekam und sofort in das Pockenspital verbracht werden mußte.

Bis heute sind meine Kinder noch nicht geimpft und erfreuen sich der besten Gesundheit.

Können meine Zeilen zum Wohle der Sache von Nutzen sein, so soll es mich freuen, und belieben Sie sich derselben nach Gutdünken zu bedienen.

Mit Hochachtung ergebener D. R."

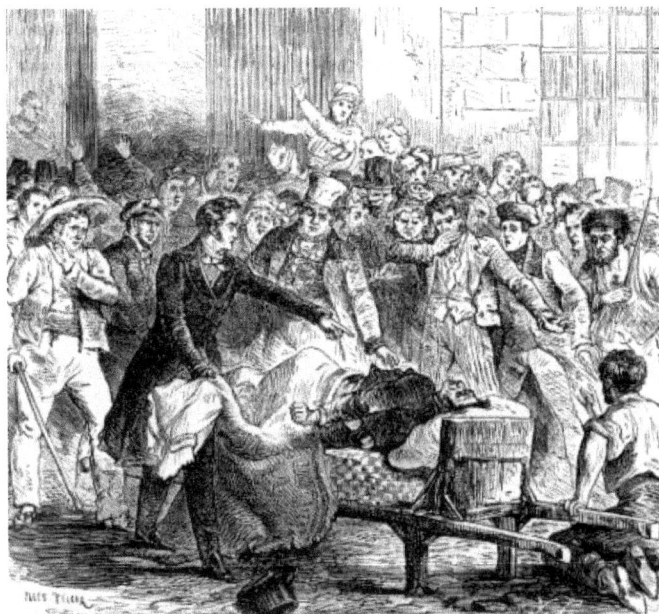

---

37 „Übel"

Das Folgende, was Dr. med. Siegrist in den homöopathi-
schen Monatsblättern 1881 Nr. 1 schreibt, zeigt ebenfalls,
daß Ungeimpfte bei einer Blattern-Epidemie ganz verschont bleiben können, während unter Umständen ein- und
mehrmal Geimpfte an den Blattern erkranken:

1) Während der Anfangs der Sechsziger Jahre hier herrschenden Pockenepidemie erkrankte auch mein damals etwas über 2 Jahre altes ungimpftes Söhnchen an den Pocken, aber ganz leicht, sodaß es nur einige Bläschen auf
Stirn und Wangen bekam und im Übrigen nur einmal unwohl oder fieberig war. Zur selben Zeit sah ich mich wegen
Unwohlseins unserer Kindermagd genötigt, ein siebenzehn-
jähriges Mädchen aus einer hiesigen Anstalt als Aushilfe in
das Haus zu nehmen, und tat dies um so beruhigter, als
man mich daselbst versicherte, das Mädchen sei vor 5—6
Wochen vom Physikus revacciniert worden. Kaum war das
Mädchen aber 10—11 Tage in unserem Hause, so erkrankte
dasselbe in höchstem Grade an konfluierenden[38] Pocken;
weshalb es in das Pockenspital geschickt werden mußte,
wo es 8 Tage lang zwischen Leben und Tod schwebte und
erst nach einigen Wochen, durch die gräßlichsten Narben
entstellt, aus demselben entlassen wurde.

2) Um dieselbe Zeit ungefähr erkrankte mein Schwager an
den Pocken, sofort impfte ich meine Schwester und deren
ältestes, etwa 8jähriges Mädchen zum zweitenmale und
zwar mit Erfolg. Aber siehe da, nachdem die Impfpusteln
eingetrocknet waren und anfingen abzufallen, erkrankten
beide doch noch an den Pocken und zwar nicht minder
stark als mein Schwager.

3) Etwa 3—4 Wochen nach diesen interessanten Erfahrungen wurde ich zu einer etwa 40-jährigen Frau gerufen, die
an konfluierenden Pocken tödtlich erkrankt war. Natürlich
frug ich gleich, ob sie geimpft sei, und lächelnd zeigte sie

38 zusammenfliessenden

mir ihre beiden von langen und breiten Impfnarben dicht-
besetzten Arme mit dem Bemerken, vor etwa acht Jahren
sei sie zum dritten- und wie die beiden erstenmale, mit dem
entschiedensten Erfolge geimpft worden.

Ich selbst, der ich als Kind nur mit höchst unbedeutendem
Erfolg und seither nie mehr geimpft wurde, ging leer aus,
obschon ich hunderte von Blatternkranke gesehen und behandelt habe.

Zum Schlusse noch eine fünfte, ebenfalls sehr interessante
Beobachtung aus meiner Familie. Etwa sechs Jahre nach
obiger Blatternepidemie hatte ich einen ganz vereinzelt
vorkommenden heftigen Blatternanfall zu behandeln, und
zwar eine mit Erfolg geimpfte ältere Dame. Wie vor 6 Jahren trug ich den Keim der Krankheit an meinen Kleidern
nach Hause, und zwar erkrankten ziemlich gleichzeitig meine drei jüngeren Kinder, zwei Mädchen und ein Knabe. Natürlich war keines derselben geimpft; denn daß ich nach
den gemachten Erfahrungen meine Kinder nicht mehr impfen wollte, wird Jeder begreifen und zwar um so eher, wenn
ich versichere, daß ich in der Zwischenzeit oft genug Gelegenheit hatte, langwierige chronische Erkrankungen nach
der Impfung zu beobachten.

Von den drei ungeimpften Kindern erkrankte nur das ältere
Mädchen sehr schwer, ohne aber bedeutende Narben
davonzutragen. Die beiden anderen waren kaum unwohl
und zeigten ebenso wenige und unbedeutende Pocken, wie
vor sechs Jahren der ältere Knabe, der auch dieses mal
ganz verschont blieb, obschon er beständig mit den anderen Kindern verkehrte. Dagegen wurde merkwürdigerweise
eine Kleinkinderlehrerin, die im selben Hause. wohnte, obschon sie bei der letzten Epidemie revacciniert worden,
sehr heftig von der Krankheit befallen. Also von vier ungeimpften Kindern erkrankte nur eines sehr schwer, eines
blieb ganz verschont, und zwei zeigten nur Andeutungen
des Übels, während die revaccinierte Erwachsene wieder

recht schwer erkrankte.

Seit jener Zeit hatte ich öfters arg pockennarbige Personen
in Behandlung, und bei mehreren erfuhr ich auf mein Be-
fragen, daß sie kürzere oder längere Zeit d. h. eine oder
mehrere Wochen) nach erfolgter Revaccination die Pocken
durchgemacht. Sapienti sat[39]!

3. Die Kuhpocken-Impfung ist wirklich nun tatsächlich harmlos und für die Kinder wie für die Eltern eine große Wohltat?

a. Eine Beamtenfrau aus Öhringen, Frau M. K. schrieb an
mich nach Schw. Hall im Jahre 1879:

> Nachdem Lydia, wie Sie wissen, vor 4 Wochen
> geimpft worden ist, habe ich in den letzten Wo-
> chen so viele Mühe und Plage gehabt, daß mir
> alles entleidet ist, vollends wenn ich daran den-
> ke, daß ich dies alles nur ob dieser Dummheit
> von Impferei ausstehen mußte.

> Auf die mir von Ihnen angegebenen Mittel wur-
> de das Fieber besser, aber die Arme eiterten
> schrecklich. Nun sind sie besser, dafür bekam
> das Kind aber einen ekelhaften Ausschlag um
> den Mund. Es hat zwar jetzt den Anschein, als
> wollte er vergehen. Nun aber die Hauptsache:
> Lydia hat unter dem Kinn und auf der Seite am
> Halse tüchtige Drüsenanschwellungen, die täg-
> lich mehr schmerzen, und kann sie, wie es
> scheint, darum nicht ruhig schlafen. Ich bin nun
> in größter Sorge, ob es wohl wirkliche Drüsen
> gibt — wende mich deshalb in meiner Not an
> Sie, was ich nun beginnen soll?

---

39 lat. „Dem Weisen ist es genug"

Meinem Hausarzt habe ich noch gar nichts davon gesagt, denn ich weiß, ich ärgere mich bloss recht über seine weisen Sprüche, da natürlich, wie bei Albert, alles andere daran schuld sein muß, nur nicht das Impfen; es ist mir übrig genug, wenn ich ruhig das dumme Geschwätz von Erkältung von anderer Leute anhören muß. Mir ist es umfaßlich, wie Hunderte von Müttern das ganz ruhig hinnehmen können. Müßten nur die Männer die Kinder über diese Zeit pflegen, so hätte der Schwindel längst aufgehört, das weiß ich gewiß.

Endlich muß ich Ihnen noch das Nachspiel erzählen und abermals um Ihren gütigen Rat bitten. Lydia hat die Kleine gewiß einmal geküßt und hat nun diese auch seit 8 Tagen denselben ekelhaften Ausschlag; meist sind es kleine spitze Punkte, die eitern und sich vergrößern und wüste Borken geben; sie sehen jetzt aus, als wollten sie abfallen; ob es so wird, weiß ich noch nicht. Die Kleine kratzt immer wieder und es ist darum bei derselben viel schlimmer, als bei Lydia; auch hat es sich schon über das ganze Rückchen verbreitet und sieht sie recht abscheulich aus und ist bei Tag und Nacht fürchterlich böse.

b. Aus Neiße in Schlesien bat mich dieses Frühjahr Oberbahnassistent J. J. um ein Sachverständigen-Gutachten, damit er den Reichs-Fiskus wegen Erblindung! seiner Tochter in Folge der Impfung haftbar machen könne.

Er schrieb mir unter 4. Mai 1909:

„Meine Tochter Margarete, jetzt 15 Jahre alt, wurde am 19. September 1906 zum zweitenmale geimpft und erkrankte kurz darauf, also schon

die ersten Tage im Oktober an Pemphigus[40]. Das
Kind war bis dahin immer gesund und hatte nur
im Jahre 1900 die Masern und im Sommer 1906
eine geringfügige Bindehautentzündung durchgemacht. Außerdem hatte sie im Frühjahr 1906
einen leichten Ausschlag auf den Oberarmen,
welcher aber in kürzester Zeit wieder ver-
schwunden war. Der Arzt, welcher die Impfung
vorgenommen hat, erklärte sie für völlig gesund.

Ich habe, als die Erkrankung ernster wurde, sofort erstklassige Ärzte hinzugezogen, jedoch
wollten diese anfangs die Impfung als Ursache
nicht anerkennen. Später gaben sie dieselbe
teilweise zu. Trotz aller Behandlung ist nicht
verhindert worden, daß auch die Augen mit ergriffen wurden, und daß die Pemphigus-Blasen
die Hornhaut, vernarbt haben. Die Pupille ist dadurch geschrumpft und meine Tochter ist aus
diesem Grunde nun schon fast zwei Jahre blind."

Wahrlich ein einziges solch schauerliches Vorkommnis, daß
ein vorher ganz gesundes zwölfjähriges Mädchen in Folge
der gesetzlichen Zwangs-Impfung für die ganze Zeit seines
Lebens erblindet!!!, spricht eindringlicher als eine lang gelehrte Abhandlung gegen die Berechtigung des gesetzlichen Impfzwanges.

c. Die gesetzliche Impfpflicht bedingt aber nicht selten
auch den Tod der geimpften Kinder.

So entnehme ich einem Brief aus Kirchberg a. Jaxt an mich
nachstehenden traurigen Fall; der Vater J. P. schreibt mir:

Ich teile Ihnen über den Anfang und Verlauf der
Krankheit meines Kindes Folgendes mit. Das

---

40 Hautödem

Kind wurde geboren am 8. April 1876, war bis zu seiner Impfung stets gesund, hatte nie Ausschlag, nie Husten, war höchst selten wund, schlief meistens die ganze Nacht durch, hatte bei Wachen oder Schlaf eine gleich gesunde Farbe, 14 Tage nach einem Jahr fing es an zu laufen, wo es sich heben konnte, woran es selbst große Freude hatte; es war ein lebhaftes, gegen Jedermann freundliches Kind. Am 8. Juni wurde es von Dr. C. geimpft, wo, nachdem eine Pustel geschnitten war, das Blut ablief, worauf das Kind weinte und das Ärmchen nicht mehr lassen wollte, worauf der Doktor dasselbe anzog und so vollendete. 4 – 5 Tage darauf fing es an zu hüsteln, am 15. Juni wurden die Pusteln nachgesehen und der Impfschein ausgestellt mit den Worten „mit Erfolg geimpft." Die Impfpusteln lagen aber nicht wie bei meinen andern drei Kindern über den Armen, sondern mehr im Fleisch. Dieselben schienen abzudorren und zu heilen. In der zweiten Woche darauf fiel die Kruste ab, worunter dann alles mit Eiter angefüllt und schon ziemlich tief war, worauf der Wundarzt Unschlittfleck[41] anordnete. Für innerlich erhielt es nur gegen den Husten eine Arznei. Da die Wunden aber immer größer wurden und immer mehr Eiter zeigten, wurde ein Ölumschlag angeordnet; auch bei diesem wurden die Wunden größer. Der Wundarzt verlangte den Dr. K. Dieser fand das Vorhergeschehene richtig, aber ohne allen Erfolg; die drei Impfpusteln an beiden Armen wurden zu einer Wunde, so groß, daß man drei Talerstücke in die Löcher hätte le-

---

41 Talg oder Unschlitt oder Eingeweidefett, lateinisch Sebum, ist aus geschlachteten Wiederkäuern (und anderen Paarhufern) gewonnenes festes Fett

gen können, welche stark rochen. Nun wurden
zu dem Ölverband um die Arme und den Leib
Carbolsäure-Umschläge verordnet, auf welches
dann der Husten, welcher inzwischen stark geworden war, nachließ. Das Kind wurde immer
schwächer, da der Appetit weniger wurde; so
dauerte es, bald besser, bald mit weniger Hoffnung auf Genesung, bis zum18. August, wo es
Morgens 6 Uhr ruhig und sanft einschlief.

Dr. med. Haarer in Friedrichshafen berichtet in den Homöopath. Monatsbl. 1880 Nr. 11:

Am 22. August 1879 wurde ich zu dem Kind des
Postmeisters H. in Ulm gerufen, als es mit seiner Mutter in dem großelterlichen Hause in
Friedrichshafen anwesend war. Das Kind war
ungefähr 3 Wochen vorher vom Stabsarzt Dr. K.
in Ulm zum zweiten male, weil das erste mal
ohne Erfolg, geimpft worden. Dr. K. habe von
demselben zur Weiterimpfung in Abwesenheit
der Eltern Lymphe abgenommen und bei dieser
Prozedur das Kind derart verletzt, daß Blut
nachgeflossen sei. Einige Tage darauf sei das
Kind erkrankt; Dr. K, gerufen, habe unter der
Zunge des Kindes ein linsengroßes Geschwür
entdeckt; der linke Arm (rechter Arm war nicht
geimpft) sei stark entzündet und die Impfstellen
in starker Vereiterung gewesen. Dr. K. soll bei
diesem Erfunde ganz außer sich gewesen sein
und, sich auf dem Absatze umdrehend, gesagt
haben; von nun an werde er nicht mehr impfen.
Von dem Kinde des H. habe Dr. K. weitere Kinder geimpft. Nach acht oder 10 Tagen, während
welcher Zeit Dr. K. das Kind täglich besucht,
habe derselbe die Mutter gedrängt, mit dem
Kinde fortzugehen, um eine Luftveränderung

vorzunehmen, was sie mit dem schwerkranken Kinde ungerne unternommen habe.

Status praesens: Das Kind ist im Gesichte blaß und einge-fallen, jammert und schreit beständig, ebenso bewegt es immer seinen linken Arm, woraus man auf heftige Schmer-zen am Arme schließen kann. Auf dem Oberarm, der ziem-lich angeschwollen und gerötet ist, befinden sich 6 ge-schwürige Stellen, jede größer als ein 5 Pfg. Stück und in der Mitte mit einer tieferen Längsfurche (Impfschnitte). Die Eiterung ist sehr bedeutend, der Eiter schlecht, wässe-rig rötlichgelb. Puls sehr beschleunigt; viel Durst; Appetit ziemlich gut, aber nur auf Suppen und Milch; Stuhlgang mehrmals des Tages dünnflüssig; Schlaf wegen der Schmerzen kaum 1 – 2 Stunden im Tag. Vom 28. August an bildeten sich am Halse und auf dem Rücken des Kindes mehrere rote Stellen, welche sich rasch ausdehnten, in Ei-terung übergingen und, geöffnet, einen schlechten dünnen Eiter in Masse entleerten. Die Zellgewebsvereiterung er-streckte sich auf den ganzen Hals, die Hälfte des Rückens, besonders linker Seite; auf dem Rücken starb die Haut mehr als eine Hand groß brandig ab. Gegen den 3. Septem-ber brachen rechts, zwischen Becken und Trochant. major. (Hüftknochen) und auf letzterem selbst 12 – 13 runde Lö-cher in der Größe einer Erbse in die Haut ein und entleer-ten wieder eine Menge schlechten Eiters. Am 7. September erfolgte der Tod durch Erschöpfung. —

Wahrlich solche und viele ähnliche Fälle, die solange der Impfzwang besteht, jedes Jahr mit mathematischer Regel-mäßigkeit sich ereignen, sind der reinste Hohn auf den ge-priesenen Segen der Impfung.

Solche traurige Ereignisse sind aber keineswegs vereinzelt und nur verschwindende Ausnahmen. Man könnte Bände damit anfüllen, wenn man alle vorkommenden Fälle aufzäh-len wollte; die Agitation gegen den Impfzwang ist deshalb geradezu eine moralische Menschenpflicht.

3. Alle Ärzte urteilen über die Impfung günstig?!

Der frühere Referent im Reichstage Dr. Thilenius meinte, es seien nur Ärzte zweifelhaften Rufes, die Gegner des Impfzwanges seien. Es ist wahr, vielfach herrscht dieses Vorurteil auch jetzt noch; es ist aber durchaus irrig. Ich will nur die Aussprüche von einigen angesehenen württembergischen Ärzten anführen:

Dr. med. Betz-Heilbronn schreibt: „Seitdem ich das Impfen, durch Dr. Nittinger angeregt, vorurteilsfrei zu prüfen begann, bin ich immer zu dem gleichen Resultat gekommen, nämlich zu dem, daß das Impfen durchaus nicht, nicht einmal auf 8 Tage hinaus, vor den Blattern zu schützen vermag, also auch nichts nützt; daß häufig sehr lästige, mitunter bedenkliche, ja selbst tödtliche Krankheiten auf das Impfen folgen.

Bei solchem Sachverhalt, an dem alle Einwendungen der Freunde des Impfens scheitern müssen, will ich nicht nur Aufhebung des Impfzwanges, sondern sogar Verbot des Impfens."

(s. Betz, Meine Stellung im Impfstreit. Heilbronn.)

Dr. med. Schäuffelen-Öhringen sagt: „Nicht bloß mit einer, sondern mit 100 Zungen möchte ich protestieren und protestiere ich wiederholt und immerfort feierlich gegen den gelehrten Unsinn gewisser Leute von Fach, welche jetzt noch, zu behaupten wagen: Das Kuhgift, ein Gift, sei kein Gift, sowie gegen das Unrecht und gegen die Grausamkeit derer, welche auf Grund dieser Behauptung an maßgebender Stelle am Impfzwange, dem etwas maskierten Bethlehemitischen Kindermord, in ihrem Wahne festhalten."

(s. Nittinger, Die Impfhexe S. 148.)

Dr. med. Weiß-Neuenbürg schreibt: „Die allgemeine Vergiftung des Volkes mit Impfgift ist heutzutage eine impertinente Herausforderung an den ganzen Zeitgeist. Die Ärzte sollen nicht impfen und die Väter sollen nicht impfen lassen, denn der Impfstoff, woher er auch stamme, ist Tiergift. Darf man mit dieser abscheulichen Jauche die Jugend besudeln? Dreimal Nein! Ich selbst sollte an der höchsten Tanne des Schwarzwaldes aufgehängt werden zur Sühne für die Impfmissetaten, die ich so lange an dem armen Volke ausgeübt habe.

(Dr. Nittinger's Biographie S. 49.)

Dr. med. Sucro-Crailsheim urteilt: „Die Impfung schützt nicht vor den Pocken, im Gegenteil es wird den gesunden Menschen das Pockengift mitgeteilt. In welcher Wahlverwandtschaft die Impfblatter zu den Pocken stehe, sieht man in den Epidemien, d. h. in gar keiner. Der Impfschutz ist in meinen Augen die gemeinste Zigeunerlüge."

(Dr. Nittinger's Biographie S. 50)

und Geh. Hofrat Dr. Stiegele, Leibarzt J. M. der Königin Olga von Württemberg, Stuttgart, sagt: „Und wenn die Schutzkraft der Impfung unbestreitbar erwiesen wäre — man müßte sie dahingeben um des vielen Siechtums willen, das die Impfung in die Menschheit gebracht hat und täglich bringt."

(Nachtrag zum Impfspiegel.)

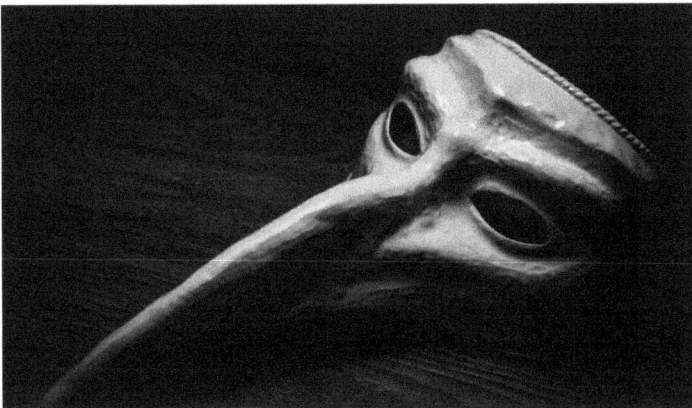

6. Warum ich meine Kinder nicht habe impfen lassen

Motto: Man soll Gott mehr gehorchen als den Menschen.

Am 23. März 1878 wurde ich vom K. Oberamt Hall aufgefordert, mich zu erklären, ob und event. warum ich meine 2 Kinder von 2—3 Jahren trotz mehrmaliger amtlicher Aufforderung nicht der gesetzlichen Kuhpocken-Impfung unterziehen lasse.

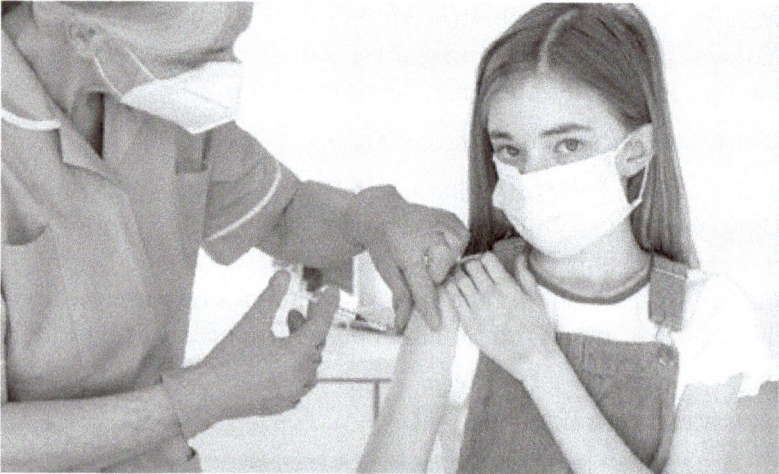

Darauf erwiderte ich in einem Schreiben, daß ich entschlossen sei, meine Kinder ungeimpft zu lassen, und es seien meine Gründe hierfür folgende:

1) Meine ärztliche Erfahrung berechtigt mich dazu, die übertriebene Furcht vor Blatternkrankheit nicht zu teilen. In Übereinstimmung mit den verschiedensten Ärzten der Neuzeit halte ich vielmehr bei vernünftiger Pflege und Behandlung die Blattern für nicht gefährlicher, als die andern Kinderkrankheiten, Diphtheritis, Scharlach, Masern u. dgl. Krankheiten.

Der Gedanke, daß meine Kinder einmal an den Blattern erkranken könnten, sei deshalb nicht geeignet, mein Urteil in
der Impffrage zu erschüttern, und mich zu veranlassen, einem ärztlichen Aberglauben zu lieb meine Kinder impfver-
giften zu lassen.

2) Ich werde niemals glauben, daß gesunde Kinder, sowie
sie aus der Hand der Natur hervorgehen, die Ursache für
die Entstehung von Volksseuchen abgeben können. Ich su-
che vielmehr die Quelle solcher Massen-Erkrankungen in
sozial-hygienischen Mißständen. Deshalb glaube ich keine
Schuld gegen meine Nächsten zu begehen, wenn ich meine
Kinder ungeimpft aufwachsen lasse, umso weniger, als ja
die Andern geimpft vor einer etwaigen Blattern-Erkrankung geschützt sein sollen.

3) Da ich die Voraussetzungen, welche die gesetzgebenden
Faktoren beim Beschlusse des Impfzwanggesetzes geleitet
haben, als ob nämlich

    a) das sog. Schutzpocken-Einimpfen, zumal das mit der
        Zwangsimpfung notwendig verbundene Massenimp-
        fen unschädlich sei,

    b) als ob der Einzelne durch das Geimpftsein vor der
        Erkrankung an den Pocken, jedenfalls vor dem Tode
        an den Pocken geschützt sei, und

    c) als ob durch die allgemeine Durchführung der Imp-
        fung die Pockenseuchen zum Verschwinden ge-
        bracht werden könnten. —

da ich alle diese Voraussetzungen durch eingehendes Studium als nicht zutreffend erkannt habe, und da Sachverständige, wie der berühmte Statistiker Kolb diese meine Anschauung unterstützen, so halte ich mich für moralisch ver-
pflichtet, mit dieser meiner Überzeugung nicht hinter dem
Berge zu halten und mit dem Nichtgeimpftlassen meiner
Kinder zu zeigen, daß meine Opposition gegen den Impf-

wahn keine Schwärmerei, sondern eine ernste Gewissens-
sache von mir ist.

4) Ich bin mir zwar bewußt, daß ich mit meinen Anschauungen mich nicht nur mit der Mehrzahl meiner Kollegen, bei
denen die Heilsamkeit der Impfung leider noch ein jeder
Diskussion entrücktes Dogma ist, sondern insbesondere
auch mit dem bestehenden Gesetze im Widerspruch befin-
de. Allein so peinlich es mir auch ist, so kann ich es doch
nicht über mich bringen, meine wissenschaftliche Überzeugung dem Zwange eines Gesetzes, dessen Tage gezählt
sind, zum Opfer zu bringen.

Ich wurde darauf für meine 2 Kinder zusammen als ärztlicher Impf-Renitent in eine Strafe von 7 Mark verurteilt.

7. Wie mein ungeimpfter Junge ins Gymnasium aufgenommen wurde.

> Motto: Bei allem Handeln ist das höchste Gut
> das Ergreifen des Augenblicks.
> Pythagoras

Als ich meinen neunjährigen Jungen, der noch ungeimpft war, in Stuttgart in das Eberhard Ludwigs-Gymnasium aufnehmen lassen wollte, erklärte mir der damalige Rektor des Gymnasiums, Oberkonsistorialrat Dr. Österlen, dem ich vorsichtshalber die Sache am Tag vor Beginn des Semesters vortrug, zwar höflich, aber aufs bestimmteste, ungeimpft könne er meinen Sohn nicht aufnehmen.

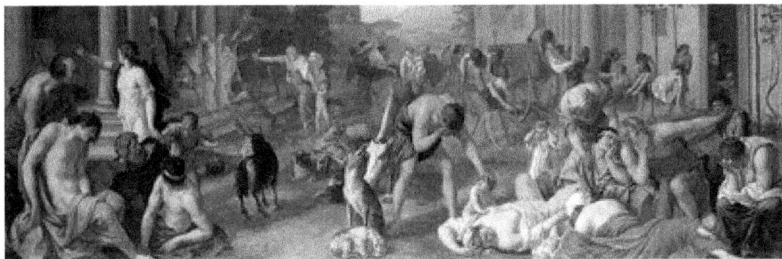

Auf meine Frage, was ich dann tun sollte, meinte er, ich solle meinem Sohne einige Wochen Privatunterricht geben lassen, bis die Frage entschieden sei.

Dies paßte mir natürlich schlecht. Für meine weiteren Einwendungen war der Rektor durchaus unzugänglich; ich wußte mir deshalb keinen andern Rat, als mich sofort direkt zum Kultusminister zu begeben und diesem die Sache vorzutragen. So entgegenkommend der Minister gegen mich nun auch war — es war der damalige Minister v. Geßler — so war er doch in der Sache anfangs selbst sehr zugeknöpft, da er von den alten Vorurteilen über den Segen der

Impfung erfüllt war. Ich machte ihn aber darauf aufmerksam, daß, soweit ich mich erinnere, im Impfgesetz selbst vorgeschrieben sei, die nicht geimpften Kinder sollten in einer besonderen Liste von den Vorständen der Schule aufgeführt werden. Daraus gehe doch mit zwingender Notwendigkeit hervor, daß die nicht geimpften Kinder in die Schule aufgenommen werden mußten.

Der Minister schlug das Impfgesetz auf, und richtig stand es so klipp und klar im § 13 des Impfgesetzes. Darauf fragte mich der Minister, ob diese Bestimmung sich auf die erste oder zweite Impfung beziehe; ich sagte ihm, das lasse sich nicht entscheiden; jedenfalls könne man die Paragraphen so gut auf die erste Impfung beziehen wie auf die zweite, und es könne demnach gar kein Zweifel sein, daß mein Junge nach dem Gesetze in das Gymnasium aufgenommen werden müsse. Darauf verwies mich der Minister an den damaligen Direktor der Kultministerial-Abteilung für Gelehrtenschulen v. Bockshammer, den gehe die Sache an.

Als ich nun zu diesem Herrn kam, so machte ich auch da die Beobachtung, daß dieser Herr trotz seiner gewiß großen Gelehrsamkeit in dieser gesundheits-wirtschaftlichen Frage noch von dicker dicker Finsternis umgeben war. Als einen Impfgegner wollte er mich anfangs gar nicht recht anhören: der Junge könne nicht aufgenommen werden, so verlange es das Gesetz. Darauf zog ich aber das Impfgesetz aus der Tasche, das ich diesmal vorsichtigerweise mitgenommen hatte, und zeigte ihm den § 13. Dieser Paragraph war dem Herrn Direktor sichtlich bis jetzt ganz unbekannt. Auf seine weitere Einwendung, daß ein ungeimpfter Schüler eben für die andern ganz gefährlich sei, setzte ich ihm auseinander, daß ein besondere Gefahr unmöglich vorliegen könne: die anderen Schüler seien ja durch das Impfen von Staatswegen bekanntlich angeblich geschützt; wenn ein ungeimpfter deshalb auch an den Blattern erkranken sollte, so könne den andern, geimpften unmöglich etwas passieren. Gegen dieses Argument wußte auch der Herr Direktor nichts Stichhaltiges mehr vorzubringen, und als ich ihm vollends sagte, daß auch der Herr Minister keine besondere Gefahr darin erblicke, so wurde er allmählich beschwichtigt, unterhielt sich mit mir darauf noch längere Zeit über die Frage und lud mich schließlich ein, bei ihm eine diesbezügliche Eingabe auf seinem Bureau zu machen; er werde dafür sorgen, daß die Frage sofort erledigt werde, und dem Rektor möchte ich nur sagen, der Junge solle indessen aufgenommen werden, was dann auch ohne Anstand geschah.

Nun diese ganze Geschichte hat ja keine besondere Bedeutung; ich wollte nur an einem Beispiele zeigen, daß Aufklärung in der Impffrage selbst bei den Gelehrtesten noch durchaus notwendig ist.

8. Zum Kapitel der Impfschädigungen.[42]

> „Müßten die Männer, wie wir,
> die geimpften Kinder Nachts pflegen,
> so hätte der Impfschwindel schon lange ein Ende."

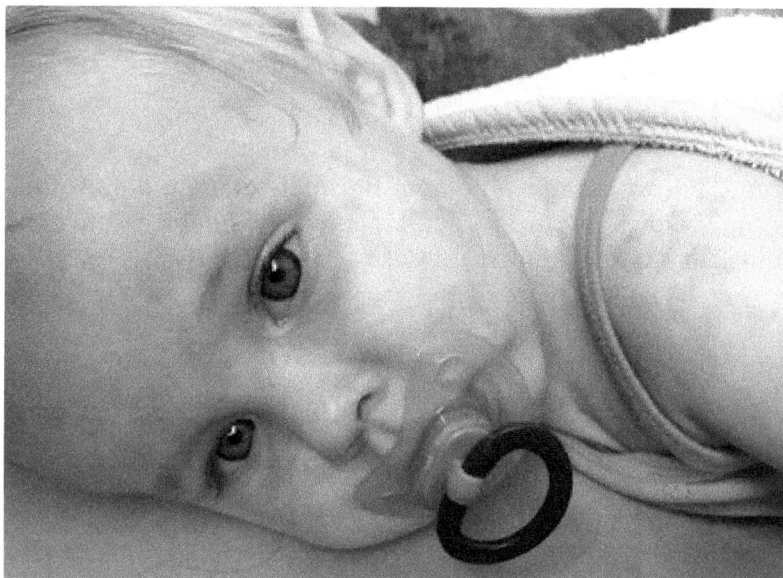

Aus dem Briefe einer Mutter an mich.

Stuttgart, 30. Dezember 1885.

Aus Sachsen wurde kürzlich mitgeteilt, daß die dortige Regierung in Berücksichtigung der Agitation der Impfgegner die Bezirksärzte aufgefordert habe, zu untersuchen, ob die Impfung nachteilige Folgen für die Gesundheit der Geimpften gehabt habe. Nach einer Mitteilung des Bezirksarztes von Plauen vor dem dortigen Gericht sollen keine gesundheitsschädlichen Folgen ermittelt, wohl aber die Überzeu-

---

42 Aus den „Homöopath. Monatsblättern" Februar 1906

gung von dem Nutzen der Impfung befestigt worden sein. So lautet die Beruhigungsnotiz in der Frankf. Zeitung Nr. 348.

Difficile est non satiram scribere[43]: durch die Untersuchung der ex officio impfenden und dafür gut bezahlten Bezirks- ärzte wurde nicht nur die Unschädlichkeit, sondern, auch der Nutzen der Zwangsimpfung, wenigstens für das König- reich Sachsen, festgestellt!? Der Impfzwang strahlt einmal wieder im glänzendsten Lichte der Unschuld und Unent- behrlichkeit.

Es ist mir nicht bekannt geworden, ob auch bei uns in Württemberg die Impfärzte mit einer ähnlichen Untersu- chung betraut worden sind. Schade, wenn es nicht gesche- hen ist, denn voraussichtlich wäre auch hier das Ergebnis ein ähnlich impffreundliches gewesen; und doch — wie himmelweit verschieden sind davon die wirklichen Tatsa- chen! Zum Beweis dieser meiner Behauptung mögen zwei in jüngster Zeit vorgekommene Impfschädigungsfälle, die ich zufällig genauer zu beobachten Gelegenheit hatte, nachstehend dienen.

Erster Fall: Am 7. Juni d. J. wurde ich von dem Schloßgar- de-Feldwebel Rübmann hier, Urbansstraße 80A, zu seinem erkrankten Kinde gerufen. Die Mutter, welche, sieben blü- hende und gesunde Kinder hat, erzählte mir, daß ihr am 10. August 1893 geborenes und voriges Jahr von einem Ober- stabsarzt ohne Erfolg geimpftes Kind dieses Jahr am 1. Juni noch einmal vom selben Arzte geimpft worden sei. Das Kind sei vorher ganz gesund gewesen, es sei aber diesmal so stark geimpft worden, daß die großen Schnitte bluteten, und schon am andern Tage eine Entzündung an der Schnitt- wunde sichtbar geworden sei. Am dritten Tage habe sich starkes Fieber eingestellt; da der Arzt, der geimpft habe, verreist gewesen sei, so habe die Nachschau ein anderer

---

43 Deutsche Übersetzung: Es ist schwierig, (darüber) keine Sati- re zu schreiben. - Juvenal

Oberstabsarzt vorgenommen. Dabei seien auf dem linken Ärmchen sechs große Pusteln sichtbar und der ganze Arm stark entzündet gewesen. Sie habe sich deshalb über das zu starke Impfen beklagt, der betreffende Oberstabsarzt habe aber nichts davon wissen wollen; sie habe deshalb mich rufen lassen.

Ich selbst traf am siebenten Tage nach der Impfung das Kind mit starkem Fieber im Bette liegend an; die sechs Impfpusteln erstreckten sich über die ganze Breite des Oberärmchens und flossen zusammen; das ganze Oberärmchen war geschwollen und rot entzündet. Eine rotlaufartige Röte zeigte sich fast über den ganzen Oberkörper und ein ebensolcher fleckenartiger Ausschlag war auch an dem Bauche, dem Rücken und an den unteren Extremitäten sichtbar.

Das Kind war an primärem Impfrotlauf zweifellos schwer erkrankt; der objektive Befund sowie das Befinden des Kindes zeigten dies aufs deutlichste. Eine sofortige richtige Behandlung behebt aber in solchen Fällen rasch und sicher die eigentliche Lebensgefahr; ich ließ fleißig örtliche und allgemeine Packungen nebst warmen Bädern anwenden, verordnete angemessene kühlende Diät, und schon am andern Tag zeigte sich eine erhebliche Besserung, sodaß die Lebensgefahr bald vorüber war. Die Impfvergiftungen sitzen aber gewöhnlich tief und wirken lange nach; so erwies es sich auch in diesem Falle. Der rotlaufartige Ausschlag und die Entzündung verloren sich allmählig, aber in unmittelbarem Anschluß bildete sich kurz darauf bald da bald dort am Körper ein giftig eitriger pustulöser Ausschlag, der das Kind namentlich bei Nacht arg plagte.

Der Ausschlag verschwand allemal wieder eine Zeit lang, zeigte sich seither aber trotz der besten Pflege und trotz sorgfältigster Behandlung immer wieder von Zeit zu Zeit. Während das Kind früher ganz besonders gesund und blühend gewesen war, so blieb es seither bei aller mütterlichen Sorgfalt kränklich und blaß, und bekam öfters wieder einen Fieberanfall, gewöhnlich zugleich mit Wiederkehr des pustulösen Hautausschlages. In der linken Nacken- und Achselgegend waren auch bei meiner letzten Untersuchung anfangs Dezember noch kleine angeschwollene Lymphdrüschen deutlich zu fühlen.

Wie nimmt sich nun dieser Fall von sicher konstatierter Impfvergiftung, den ich zufällig längere Zeit im Auge behalten konnte, in impffreundlicher Beleuchtung aus?

Im Interesse der amtlichen Impfschädigungs-Statistik zeigte ich den Fall der Stadtdirektion an. Zwei Tage darnach, am 9. Juni, kam denn auch der Gerichtsarzt ins Haus, untersuchte den Knaben und fand ihn — Dank der seitherigen Behandlung — erheblich gebessert. Am 14. Juni kam sogar auch der amtliche Impfarzt und besichtigte den Knaben. Dieser glaubte, der Mutter des Knaben daruber Vorwürfe machen zu müssen, daß sie einen Impfgegner und nicht einen Militärarzt habe rufen lassen, ja er leistete sich die Drohung, das werde dem Vater des Kindes bei seinen Vorgesetzten übel vermerkt werden. Die beherzte Frau, die sich in ihrem Recht wußte, ließ sich aber durch solche Drohungen nicht einschüchtern und erwiderte, ihr Mann habe die Sache selbst seinen Vorgesetzten mitgeteilt und diese hätten sein Handeln durchaus gebilligt! Der vergiftete Pfeil prallte so auf den Schützen zurück. Die beiden impffreundlichen Ärzte beurteilten aber die zweifellos vorliegende Impfschädigung, die den Eltern nicht wenig Mühe, Sorgen und Kummer verursacht hatte, wie gewöhnlich sehr leicht.

Am 18. Juni erhielt ich von der K. Stadtdirektion ein Schreiben, in dem es wörtlich heißt: „Sowohl der Stadtdirektionsarzt als der Zentralimpfarzt bekunden, daß der bei dem genannten Kinde örtliche, den Masern ähnliche Ausschlag häufig bei Kindern dieses Alters mit zarter Haut nach dem Impfen vorkomme, daß derartige Erscheinungen von vorübergehender Natur und mit Gefahr für die betreffenden

Kinder nicht verbunden seien, wie denn auch das Kind schon am 9. d. M. vollkommen gesund und munter angetroffen wurde."

In Wirklichkeit war aber der rotlauf- und masernartige Ausschlag kein „örtlicher", sondern er war, wie oben geschildert, fast über den ganzen Körper verbreitet; und von „vollkommen gesund" am 9. Juni in diesem Falle zu sprechen, ist bei dem seitherigem Verlaufe, wo das Kind fast ein halb Jahr lang immer wieder einen giftigen Impfausschlag bekam, geradezu eine Ironie! Dieser Fall ist deshalb wieder einmal ein sprechendes Beispiel, wie die offenkundigsten Impfschädigungen von impfbeflissener Seite gemeiniglich in fast unglaublicher Weise zu beschönigen gesucht werden, wodurch natürlich dann die späteren Medizinalberichte die Impfungen als geradezu ideal verlaufend zur Darstellung bringen können, während die wirklichen traurigen Erfahrungen der Eltern häufig genug das gerade Gegenteil davon zu berichten wissen.

Zur Erschwerung dieser so beliebten Manier, leidige Impfschädigungen durch diese nicht mehr ganz ungewöhnliche Art zu vertuschen, beredete ich im zweiten Fall die Eltern, ihr erkranktes Kind der Sicherheit halber photographieren zu lassen.

Der Fall ist folgender:

Am 13. September d. J. wurde das am 14. Oktober 1894 geborene Töchterchen des Inspektors Bartholomäi, Stuttgart-Berg, Kanalstraße 10p, öffentlich geimpft. Dabei äußerte der betreffende Impfarzt seine Freude, daß das Kind so fein und schön weiß sei. Bei der Nachschau zeigte sich nur eine größere Pustel; das Kind wurde deshalb trotz des energischen Protestes der Mutter mit Gewalt noch einmal geimpft; eine Nachschau wurde dann nicht mehr vorgenommen.

Der traurige Verlauf dieser zweiten, gegen den ausdrücklichen Willen der Eltern und deshalb nach meiner Meinung unrechtmäßig vorgenommenen Impfung, gestaltete sich folgendermaßen:

Einige Tage nach dieser zweiten Impfung entstand an der geimpften Stelle eine leichte Rötung, ohne daß sich eine weitere Impfpustel bildete. Statt dessen bekam aber das Kind in den nächsten Tagen unter Fiebererscheinungen einen eitrig giftig pustulösen Ausschlag, zuerst am Ärmchen, darnach am Leib, zuletzt am ganzen Körper, besonders aber im Gesicht und auf dem Kopfe. Natürlich war das Kind dadurch nachts sehr unruhig, indem der Ausschlag ein starkes Jucken verursachte; und die. Eltern hatten so eine unglaubliche Mühe und eine Menge schlafloser Nächte, und waren natürlich über das Aussehen entsetzt. Ich sah das Kind zum ersten mal am 15. Oktober d. J. etwa vier Wochen nach der Impfung. Ich veranlaßte die Mutter, ihr Kind sofort dem betreffenden Impfarzte zur Besichtigung. zu bringen. Wie mir die Mutter nachher erzählte, meinte derselbe aber: „Dieser Ausschlag ist nichts Arges, das ist bald vorüber; es ist eine dumme Meinung von Ihnen, daß der Ausschlag von der Impfung herkomme, davon verstehen Sie nichts."

Auffallenderweise besuchte derselbe Stuttgarter Impfarzt aber das Kind ungerufen am darauffolgenden Tag in Berg, ja sogar noch einmal am 21. Oktober. Auch der amtliche Arzt besuchte das Kind einige mal, wie er sagte, „vom Medizinal-Kollegium geschickt". Bei seinem letzten Besuche meinte er, wie die Mutter mir erzählte: „Nun, es macht sich; ist scheint's überhaupt nicht arg gewesen!" Als ihm jedoch daraufhin die Mutter die Photographie zeigte, mußte er selbst zugeben: „Ja, das ist freilich arg!" Der Sicherheit halber führten die Eltern über den ganzen Verlauf der Krankheit und über alles darauf Bezügliche genau Buch.

Der Ausschlag übertrug sich auch auf die vier andern Geschwister, die ebenfalls etwa acht Tage lang an Fieber und eitrig giftigen Pusteln erkrankten.

Ich selbst sah das geimpfte Kind zuletzt am 4. Dezember; es sah noch sehr angegriffen aus. Der Ausschlag im Gesicht war größtenteils abgetrocknet; aber der Hinterkopf war noch voll von eiternden Krusten, und es waren am Nacken auch noch deutlich mehrere größere und kleinere geschwollene Lymphdrüsen sichtbar. Das Kind war vor der Impfung kräftig gewesen und hatte schon Schritte gemacht; aber seither will es nicht mehr stehen.

Wer entschädigt nun die Eltern in einem solchen Falle für die große Mühe, den Jammer und die vielen schlaflosen Nächte, welche ihnen, besonders der Mutter, eine solche Impferkrankung eines Kindes in unsäglicher Weise verursacht? Freilich, der betreffende Impfarzt suchte auch diese offenkundige Impfschädigung in gewohnter Weise abzuleugnen; sämtliche Umstände sprechen aber in diesem Fall zu deutlich gegen dessen die Impfung in Schutz nehmende Auffassung und ein Blick behebt vollends jeden Zweifel, daß hier, trotz der amtlich gepriesenen „unschädlichen" tierischen Impflymphe, eine scheußliche Impfvergiftung (Impetigo contagiosa) vorliegt, die, nach meiner Meinung wenigstens, der Impfarzt mit seiner zweiten, gewaltsam erzwungenen Impfung zum größten Teil ganz direkt verschuldet hat.

Auch die beste tierische Impflymphe schützt keineswegs sicher vor solchen Impfschädigungen. Auf der letzten Versammlung der deutschen Naturforscher und Ärzte in Lübeck berichtete Dr. Landmann aus Frankfurt a. M. er habe bei der Untersuchung der tierischen Lymphe gefunden, daß sich in derselben 50 bis 2½ Millionen Bakterienkeime im ccm befinden, darunter auch krankheitserregende Arten, mit denen es z. B. gelang, weiße Mäuse innerhalb 3—4 Tagen zu töten! Und mit solcher Impflymphe muß sich das deutsche Volk gesetzlich zwangsweise durchseuchen lassen! Wie lange soll ein solches Satyrspiel noch andauern?

Zumal in unserer Zeit, wo man nicht nur die Pocken sicher und ohne Narben heilen, sondern auch ihre Weiterverbreitung ohne alle und jede Impfung mit vollster Sicherheit verhüten kann.

Gewählte Vertreter des deutschen Volkes, wagt es endlich, auch in medizinischen Fragen selbständig zu denken! Nehmt die Binde von euren Augen und macht einer solchen offenkundigen Volksvergiftung, die wahrlich schon über Gebühr lange genug gedauert hat, endlich das wohlverdiente Ende!

9. Eine scheußliche Impfvergiftung[44]

Motto: Die ärztlichen Irrlehren
hat das Volk mit Gesundheit und Leben zu büßen.
Prof. German-Leipzig.

Im Laufe des vorigen Sommers kam mir bei einem 21-jährigen Fräulein aus Aachen nachstehende geradezu scheußliche Impfvergiftung zu Gesicht:

Das betreffende Fräulein, eine hübsche, schlank gewachsene Dame, die Tochter eines Bauunternehmers in Aachen, kam im Frühjahre auf, einige Monate in die Anstalt in Wilhelmshöhe-Kassel zur Kur. Ich hatte so Gelegenheit, den Fall eingehendst kennen zu lernen und denselben längere Zeit hindurch zu beobachten.

Das Fräulein stammt aus einer ausnehmend gesunden Familie; der Vater ist 63 und die Mutter 61 Jahre alt; beide sind noch durchaus rüstig und kräftig, ich lernte sie selbst persönlich kennen. Alle ihre anderen acht Kinder, erzählte mir die Mutter, seien gesund und blühend; es sei seinerzeit von denselben Impfstoff abgenommen worden, da sie sich durch ihr gesundes Aussehen besonders auszeichneten. Auch das fragliche Kind sei ausnehmend gesund gewesen und es war von der Mutter 14 Monate lang selbst gestillt worden.

Es wurde im ersten Jahre ohne besondere Folgen zum ersten mal geimpft; sonst hatte es keine besonderen Kinderkrankheiten durchzumachen. Es entwickelte sich im Gegenteil an Leib und Seele zur Freude der Eltern. Infolge der im zwölften Lebensjahre vorgenommenen Zweitimpfung wur-

---

44 Erschien im „Impfgegner" 1903.

de es nun aber damit jäh anders.

Um ja sicher vor einer Impferkrankung zu sein, vermieden die Eltern die allgemeine öffentliche Impfung und ließen das Kind privatim von dem Stellvertreter des Hausarztes, der nach Italien verreist war, von Dr. D. in Aachen, in dessen Wohnung auf ihre eigenen Kosten impfen. Die Impfung hatte auf dem Arme keinen besonderen Erfolg; dagegen bildete sich nach drei Wochen bei dem sonst seither ganz gesunden Mädchen an der inneren Schleimhautseite der rechten Wange ein hartes Knötchen, was ohne besondere Schmerzen zu verursachen allmählich bis zur Größe einer Mandel anschwoll. Die Lympfdrüsen hinter dem rechten Ohr schwollen ebenfalls an; es gesellte sich allmählich auch eine chronische hartnäckige Entzündung der Nasenschleimhaut und eine schwärende chronische Augenlied-Entzündung dazu, und die verschiedenartigsten schrecklichen Folgen Zustände der Syphilis bezw. Lupus verbreiteten sich mit der Zeit über den ganzen Körper: die Rachenschleimhaut entzündete sich geschwürig, die Nase wurde angefressen, im Gesicht bildeten sich harte Knoten und die Fingerglieder schwollen unförmig an.

Natürlich wurde vonseiten der Eltern in Bezug auf ärztliche Hilfe nichts versäumt; es wurde eine große Anzahl von berühmten Ärzte nach einander zu Rate gezogen und die verschiedensten, zum Teil sehr eingreifenden Kuren wurden im Laufe der letzten neun Jahre bei dem bedauerlichen Opfer der Impfung zur Anwendung gebracht, was selbstverständlich horrende Kosten verursachte.

Anfangs wurde monatelang Arsenik innerlich und subcutan[45] angewendet. Als dies nichts half, wurden äußerlich 120 Quecksilbereinreibungen gemacht. Später wurde innerlich Monate hindurch Jodkali verabreicht; es wurden Kuren in Kreuznach und anderen Badeorten gemacht. Aber alles wollte nichts helfen, im Gegenteil, die Krankheit

---

45 Unter der Haut gespritzt

schritt unaufhaltsam weiter und bewirkte mit der Zeit eine greuliche Entstellung des von der Natur früher so schön gebildeten Menschenkindes.

Vor zwei Jahren wurden dann noch 52 Röntgenbestrahlungen vorgenommen, wobei das ganze Gesicht mit einer Eiterkruste bedeckt wurde und die Haare ausfielen. Die Kranke mußte dabei sechs Wochen im Bette und drei Monate im Zimmer zubringen. Aber auch diese Kur war ohne Erfolg. Erst die jetzige dreimonatliche naturgemäße Kur mit Dampf-, Licht- und Sonnenbädern, Einpackungen nebst entsprechender Wasseranwendung und Diät hatte wenigstens einige sichtbare Besserung erzielt, wenn auch von Heilung unter den gegebenen Umständen natürlich noch keine Rede sein kann.

Kürzlich erhielt ich die Nachricht, daß die Kranke wieder aufs Neue an einer schweren inneren Ohrentzündung, die von den heftigsten Schmerzen begleitet war, befallen worden war; ihr behandelnder Arzt dort führe auch diese neue Erkrankung auf die frühere Krankheit zurück.

Was sagen nun die Herren Impfzwangsverteidiger zu diesem Fall? Und was sagen namentlich die Mitglieder der königlich preußischen Deputation für das Medizinalwesen, welche im Jahre 1872 das berüchtigte Gutachten abgegeben haben, es sei keine einzige verbürgte Tatsache einer Gesundheitsschädigung durch die Kuhpocken-Impfung bekannt? Höchstwahrscheinlich erklären sie es in erster Linie für standeswidrig, daß ich diese Impfvergiftung überhaupt zu veröffentlichen wage. Aber ich halte es im Gegenteil für meine, direkte ärztliche Pflicht, im Interesse der Ehre des ärztlichen Standes die notorischen Gefahren des Impfzwanges immer und immer wieder so laut als möglich zu verkünden und nichts wird mich von dieser meiner sittlichen Verpflichtung abhalten können. Denn ich bin aufs tiefste davon überzeugt, daß, je länger der Impfzwang mit Gewalt aufrecht erhalten wird, das Vertrauen zu den Ärzten dadurch immer mehr beeinträchtigt wird. Andere Kollegen werden den erzählten Fall in gewohnter Weise abzuleugnen oder sonst zu vertuschen suchen; aber die Tatsachen sprechen in diesem Falle für jeden unparteiischen Sachverständigen eine zu einwandfreie Sprache; etwaige Vertuschungsversuche werden deshalb, wenigstens vor dem Forum der Wahrheit, wenig Erfolg haben. Ich hoffe auch sicher darauf, daß infolge dieser meiner Veröffentlichung eine amtliche Untersuchung von der Staatsregierung eingeleitet wird.

Im übrigen weiß ich es aus Erfahrung zur Genüge, daß eben auch der moderne Impfwahn, so gut wie seinerzeit der Hexenwahn, seine Zeit zum Austoben braucht. Bei der unglaublichen Gleichgültigkeit des Volkes in gesundheitlichen Dingen und bei den herrschenden Vorurteilen der Verwaltungsbehörden infolge der Irrlehren der herrschenden Medizin, müssen eben die Wissenden und Gewissenhaften immer und immer, trotz aller seitherigen Mißerfolge ihre warnende Stimme erheben, bis endlich auch auf dem Gebiete des derzeitigen Hexen-Impfwahns die auf die Dauer nicht zu unterdrückende Wahrheit zum Durchbruch kommt. Die bakteriologischen Ergebnisse des Dr. med. Landmann in Würzburg, wie die des Dr. med. von Nießen in Wiesbaden, welche übereinstimmend die große Gefährlichkeit der Impflymphe unwiderleglich und einwandsfrei dartun, müssen ja endlich selbst dem Blödesten die Augen öffnen.

Um nicht mißverstanden zu werden, bemerke ich hier ausdrücklich, daß ich einen gewissen bedingten Schutz der Kuhpocken-Impfung zuerkenne; wer sich oder seine Kinder deshalb durch die erfahrungsgemäß nicht ungefährliche Impfung schützen will, dem sei es unverwehrt. Jeder Staat möge meinetwegen für möglichst gefahrlosen Impfstoff, solange Nachfrage darnach besteht, Sorge tragen lassen. Im übrigen ist aber der gesetzliche Zwang zu einer solchen unter Umständen lebensgefährlichen Durchseuchung des Körpers eine brutale ärztliche Vergewaltigung und für viele eine schwere Gewissensbeeinträchtigung.

Vorerst freilich gilt noch voll und ganz der Ausspruch von Professor Dr. H. German in Leipzig: „Die ärztlichen Irrlehren hat überall das Volk mit Gesundheit und Leben zu büßen" und in ganz besonders trauriger Weise bewahrheitet sich dieses Wort bei der ärztlichen Irrlehre der zwangsweisen Kuhpocken-Impfung. Denn für mich ist darüber kein. Zweifel: die Menschheit vor Blatternepidemien durch Zwangsimpfungen schützen zu wollen, ist ebenso vernunftwidrig, als wenn man eine Wiese durch Pflasterung vor Maulwürfen schützen wollte.

10. Fort mit der Impfung[46]

*„Wir brauchen nicht Impfungen,
sondern gesunde Lebensbedingungen!"*

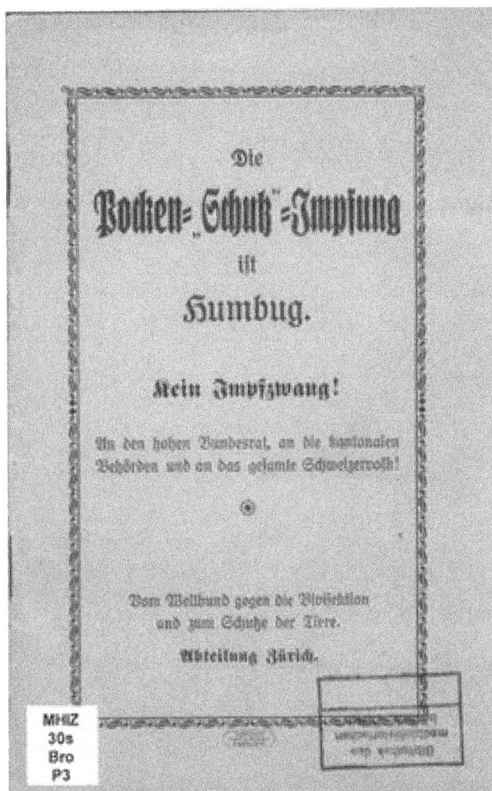

Wie mir Gutsbesitzer sagen, nehmen die Tierseuchen trotz
aller amtlichen Gegenmaßregeln immer mehr überhand.
Unter den Schweinen sei neuestens die Schweineseuche
ausgebrochen, und die amtlichen Tierärzte empfehlen auch
dagegen die Impfung. Der Landwirt gibt auch seine Einwil-
ligung dazu, indem er kalkuliert: „Etwas Besseres weiß ich
nicht, hilft's nichts, so schadet's nichts, und auf die paar

---

46 Aus Tier- und Menschenfreund", Frühjahr 1904.

Mark soll es mir auch nicht ankommen‍, zumal da er es mit dem staatlichen Tierarzt, der ihm dieses Impfschutzmittel eindringlich empfiehlt, nicht gern ohne besonderen Grund verderben möchte, denn er hat ihn zu Attesten und sonst oft nötig.

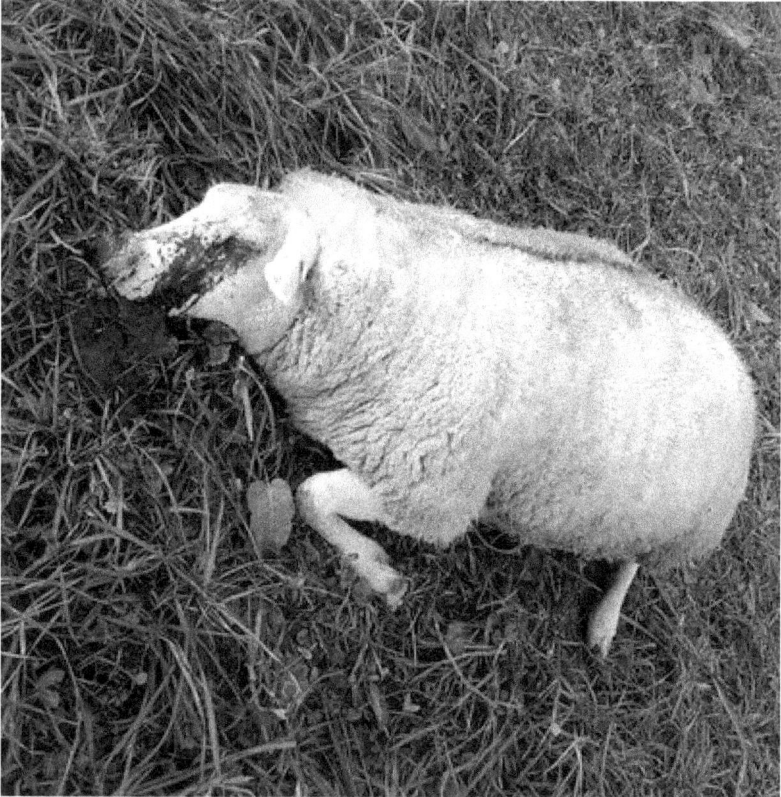

In Wirklichkeit ist natürlich der Nutzen einer solchen Präventiv-Impfung sehr problematisch; ein exakter Beweis für die Wirksamkeit oder Nichtwirksamkeit derselben ist ein Ding, der Unmöglichkeit, da sich niemals mit voller Sicherheit feststellen läßt, welches Tier dank der Impfung und welches Tier von selbst, infolge der jedem Lebewesen innewohnenden natürlichen Widerstandskraft, von der Seuche verschont geblieben ist. Man weiß ja, daß immer nur ein

Teil der Tiere, wie der Menschen, von irgend einer Seuche, mag diese noch so heftig auftreten, und mag sie einen Namen haben, welchen sie wolle, erfahrungsgemäß befallen wird.

Betreffs der Maul- und Klauenseuche geben uns die amtlich-statistischen Erhebungen die traurige Perspektive, daß die verheerende Seuche, trotz der bis jetzt beliebten schikanösen Maßregeln dagegen, wie Stall- und Hofsperre, Impfung, Desinfektion usw., von 9'094 verseuchten Gehöften mit 192'646 Tieren im Jahre 1894, auf 16'978 mit 461'646 Tieren im Jahre 1895, und im Jahre 1896 sogar auf 68'874 Gehöfte mit 1'548'437 Tieren gestiegen ist, Zahlen, die handgreiflich beweisen, daß die deutsche Landwirtschaft derzeit nicht auf Rosen gebettet ist.

Für den Wissenden ist es klar, daß alle derartigen Seuchen nicht ausschließlich in Einschleppung oder Ansteckung, sondern wesentlich in hygienischen Mißständen des Stalles ihre Hauptursache haben; die Ansteckung bildet nur die Gelegenheitsursache, der ausschlaggebende Faktor ist die sog. Disposition, die verminderte Widerstandsfähigkeit, die durch ungünstige Lebensbedingungen verursacht ist.

Wodurch derzeit die krankmachenden Umstände bedingt sind, das kam mir kürzlich bei einem Besuche auf dem großen Gute in der Nähe von dem Park Wilhelmshöhe-Cassel selbst erst recht zum klaren Bewußtsein. Als Freund der Landwirtschaft ließ ich mir vom Besitzer seine musterhaft eingerichteten großen Viehställe zeigen. Mit einem nicht geringen hygienischen Schrecken bemerkte ich aber, daß in den verschiedenen Ställen die Kühe und Scheine gemeinschaftlich untergebracht sind. In meiner ersten Praxis in Schw. Hall kam ich viel auf's Land; hiervon war aber damals nirgends etwas zu sehen. Auf meine diesbezügliche Frage sagte mir der betreffende Gutsbesitzer, man habe diese Einrichtung seit mehreren. Jahren, da es für das Bedienungspersonal einfacher und bequemer sei. Damit war mir nun aber auch der Schlüssel gegeben, wie es kommt, daß in jetziger Zeit die Stallseuchen so erschreckend überhand nehmen. Denn die Schweine haben bekanntlich als Allesfresser eine höchst üble Ausdünstung und vergiften so ganz naturgemäß in durchdringendster Weise die Stallluft für die in dieser Hinsicht sehr empfindlichen Rinder und Kühe.

Man denke sich Dutzende von großen und kleinen Schweinen in den Kuhställen, und in deren Atmosphäre Tag und Nacht die Kälber, Rinder und Kühe. Denn bekanntlich sind die Gemeindeweiden größtenteils eingegangen, und ein sächsischer Rittergutsbesitzer sagte mir schon vor, Jahren, wegen des höheren Milcherträgnisses müßten die Kühe ständig im Stalle gehalten werden. Unter diefen Umständen ist es gewiß kein Wunder, wenn Maul- und Klauen-, Schweine- und sonstige Seuchen in progressiver Zunahme begriffen sind.

Ich frage aber, was in aller Welt sollen bei solch krassen hygienischen Stallmißständen die, wenn auch noch so sinnreich erdachten, Impfschutzmittel tatsächlich helfen können? Vor lauter Mikroskopieren, Vivisezieren und Analysieren in den wissenschaftlichen Laboratorien ist dem verbildeten Kulturmenschen der natürliche Instinkt und der praktische Blick fürs Leben verloren gegangen und vor lauter Bäumen sieht er den Wald nicht mehr. Namentlich gilt dies von unserem derzeitigen Reichsgesundheitsamte, und vor allem von den maßgebenden Autoritäten, von Koch, von Behring u. a. Hätten die hochgelehrten Professoren mehr gesunden Menschenverstand statt scholastisch-technischen Wissens, und würden sie mehr die Nase, als den ersten und wichtigsten Gesundheitssinn, an Stelle des Mikroskops gebrauchen — ich bin fest davon überzeugt, sowohl die Landwirtschaft wie die Kulturmenschheit hätte unter der Seuchenplage und unter den Seuchengesetzen weniger zu leiden als jetzt, wo die Tier- und Menschenärzte humanistisch-klassisch gebildet sind, durch Vivisektionen die Wahrheit erkennen wollen und in Schutzimpfungen das Heil der Welt erblicken.

Nein, zurück zur Natur! und fort mit dem Vivisektionsfrevel und dem Impfwahnsinn! Die Wissenschaft ist in die Irre geraten und die Menschheit muß unter dem Irrtum schwer leiden. Es ist höchste Zeit, daß die Vernunft wieder zur Herrschaft gelangt, ehe die Entartung bei Mensch und Vieh noch weitere Fortschritte macht.

11. Die Impfung der Rekruten und die Genickstarre beim Militär[47]

> Die Impfung ist eine Vergiftung,
> die nur schadet — und niemals etwas nützt.
> Dr. med. Hübner.

In den Zeitungen wird berichtet, daß in den Garnisonstädten Metz und Köln nicht nur eine erhebliche Blattern-Epidemie ausgebrochen, sondern daß auch etwa ein Dutzend Soldaten an Genickstarre bedenklich erkrankt sei. Ich will es den Anhängern und Verfechtern des gesetzlichen Impfzwanges überlassen, die derzeit da und dort in Deutschland sich bemerkbar machenden mehr oder wenigen großen Pockenepidemien mit den Versprechungen und den Voraussetzungen der obligatorischen Kuhpocken-Impfung, die bekanntlich nicht nur im 1. und 12. Lebensjahre, sondern auch noch einmal beim ersten Militärjahre, peinlichst streng bei uns ausgeführt wird, in einen einigermaßen vernunftgemäßen Einklang zu bringen. An statistischen Ausflüchten fehlt es da selbstverständlich niemals, selbst bei der schlechtesten Sache nicht; wir erwarten aber von dem für solche Dinge verantwortlichen Reichsgesundheitsamte, daß es über diese Vorkommnisse wahrheitsgemäß berichtet und darüber klipp und klar Aufschluß gibt, wie trotz des bestehenden Impfzwangs im Deutschen Reiche derart gehäufte Pockenerkrankungen möglich sein können. Hauptsächlich möchten wir aber aufs ernstlichste die Aufmerksamkeit des Reichsgesundheitsamtes auf die von Köln gemeldeten Fälle von Genickstarre hinlenken.

Es heißt in den Berichten, dieselben beträfen Soldaten des

---

47 Aus der „Deutschen Warte" 1907, Nr. 11.

ersten Jahrgangs. Auch die Fälle von Genickstarre, die mir sonst persönlich beim Militär bekannt geworden sind, betrafen bemerkenswerter Weise immer den ersten Jahrgang. Die Genickstarre ist bekanntlich eine eitrige Entzündung der Gehirn- und Rückenmarkshäute. Meiner Erfahrung nach ist dieselbe auf verschiedene Ursachen zurückzuführen. Verletzungen, Vergiftungen und Fäulnis geschwängerte Luft und ähnliches können ursächlich in Betracht kommen. Daß hierbei die Bazillen eine gewisse, wenn auch nur vermittelnde Rolle spielen, ist selbstverständlich; die geschwächte Widerstandskraft der Konstitution ist aber zweifellos immer und unter allen Umständen dabei das maß- und ausschlaggebende Moment. Eben deshalb ist es aber auch ganz außerordentlich auffallend, und es muß seinen besonderen Grund haben, wenn junge kräftige, kurz vorher noch als gesund befundene und zum Militärdienst tüchtige Soldaten, trotz der in unserer Zeit streng gehandhabten Hygiene in den deutschen Kasernen, und trotz der für die Gesundheit überaus zuträglichen Militärübungen an einer so schweren Erkrankung der verborgensten und bestgeschütztesten Organe erkranken können. Und in der Tat: ein solcher Grund ist auch tatsächlich vorhanden, und ich vermute denselben schon längst in der kürzer oder länger voraufgegangenen Kuhpocken-Impfung.

Die Bakteriologen haben uns jetzt den eklatantesten und exaktesten Beweis geliefert, daß auch die staatliche Impflymphe eine Menge höchst gefährlicher Bakterien in mehr oder weniger großer Anzahl enthält. Mich schaudert es durch und durch, wenn ich bei dieser wissenschaftlich feststehenden Tatsache an die jahraus jahrein bei uns gesetzlich erfolgenden Zwangsimpfungen unserer Kinder, unserer Schuljugend und unseres blühenden Mannschaftsstandes beim Militär denke. Ich habe deshalb schon vor Jahren im „Impfgegner" die Zwangsimpfung als ein Verbrechen am deutschen Volk bezeichnet. Wozu impfen und eben damit in direktester Weise das Blut vergiften? — Die Blattern können ja mittelst der hygienischen Heilkunde aufs sicherste und ohne Narbenbildung geheilt werden. Zielbewußte Ventilierung der Krankenstuben und Desinfizierung der Kleider und vernunftgemäße Isolierung der Kranken verhindert ohne alle Impfung jede epidemische Ausbreitung der Blattern; auch jetzt wird bei uns schon auf diese Weise den Epidemien gewehrt; die Impfung wirkt dabei in der Hauptsache nur suggestiv. Wenn sie wirklich unschädlich wäre, wie man früher gemeiniglich geglaubt hatte, so könnte man sich darüber in Gottes Namen wie über so manchen herrschenden Aberglauben beruhigen. Da aber die Impfung etwas sehr Heimtückisches in Wirklichkeit darstellt, eben deshalb muß man immer und immer wieder seine warnende Stimme dagegen erheben. Und ich möchte nur wünschen, daß sich auch bei uns in unserem neuen Reichstag einige Hundert Reichsboten, wie in England, finden möchten, welche die englische Gewissensklausel von der Reichsregierung fordern.

12. Ein Vorschlag zur Güte in Sachen der Impfung[48]

„Mich jammert des Volks und der Ärzte."

Es soll kein Scherz sein, wie vielleicht manche meinen könnten, wenn ich im nachfolgenden an die Stelle der Zwangsimpfung, welche je länger, je mehr für eine durchaus verfehlte hygienische Maßregel angesehen wird, eine andere Maßregel in Vorschlag bringe und zur öffentlichen Diskussion stelle.

Die Zwangsimpfung, das frühere Schoß- und jetzige Schmerzenskind der wissenschaftlichen oder offiziellen Medizin ist von ihren eigenen Anhängern gerichtet. Die Bakteriologen sowohl wie die Statistiker müssen unbeabsichtigt Zeugnis davon ablegen, daß die Kuhpocken-Impfung unheimliche Gefahren in sich schließt, und daß sich damit eine der Grundvoraussetzungen, auf denen der gesetzliche Impfzwang seinerzeit beschlossen worden ist, durch die Erfahrung als unhaltbar erwiesen hat. Sowohl die offiziellen Statistiker des Reichsgesundheitsamtes wie auch die Medizinalstatistiker der Einzelländer sind durch die Wucht der offensichtlichen Tatsachen, wenn auch noch so sehr gegen ihren Willen, dazu gezwungen, Jahr für Jahr Todesfälle und verschiedene Erkrankungen infolge der gesetzlichen Kuhpocken-Impfung in ihren Tabellen nolens volens[49] veröffentlichen zu müssen.

Für die Wissenden sind freilich diese Tatsachen keine Überraschungen; im Gegenteil, diese wissen, daß diese offiziellen Statistiken kaum den zehnten Teil der wirklich vorkommenden Impfschädigungen in sich fassen. Denn weit-

---

48 Aus „Impfgegner" 1907, Nr. 646.

49 lat. wohl oder übel

aus der größte Teil der durch die Impfung hervorgerufenen Erkrankungen und Todesfälle bleibt den Gesundheitsbehörden entweder ganz verborgen oder wird, damit die gesetzlich sanktionierte Zwangsimpfung ja nicht mißkreditiert werden soll, mehr oder weniger bewußt von ihnen zu vertuschen gesucht.

Erst heute kamen mir wiederum derartige eklatante Fälle von ausgesprochenen aber offiziell nicht aufgeführten Impfschädigungen, wovon ich übrigens früher schon viele andere Fälle erlebt habe, ganz zufällig zur Kenntnis.

Ein Gymnasiallehrer in Eisenach konsultierte mich wegen seiner Frau und erzählte mir dabei, daß dieselbe sehr heftige Gemütsaufregungen in der Familie habe durchmachen müssen. Vor zirka zwei Jahren sei ihr kleines Töchterchen von zweieinhalb Jahren von ihrem Hausarzt privatim in dessen Wohnung, zusammen mit andern Kindern geimpft worden und zwar mit dem Überreste der in der Porzellanschale verbliebenen Impflymphe. Das Kind sei vor der Impfung ganz munter und gesund gewesen. Als die Eltern aber abends zu Bett gehen wollten, bemerkten sie an dem schlafenden Kinde Gesichtsverzerrungen, und als sie daraufhin das des Bewußtseins beraubte Kind möglichst rasch in ein warmes Bad gebracht hätten, sei dasselbe ihnen unter den Händen verschieden. Am geimpften Arme sei von der Impfstelle aus ein rötlicher Strang bis nach dem Halse zu deutlich sichtbar gewesen, und der Arm habe wie marmoriert ausgesehen.

Auf die Frage, was als Todesursache betrachtet werden müsse, habe der die Leichenschau vornehmende Stadtarzt geantwortet: „Herzschlag oder Blutvergiftung". Der entzündete und deutlich sichtbare Lymphgefäßstrang läßt aber darüber für jeden Sachverständigen keinen Zweifel, daß in diesem Falle ganz ausgesprochen nichts anderes als eine lebensgefährliche Blutvergiftung infolge der vorausgegangenen Impfung vorlag.

Meine Frage, ob dieser Fall von eklatanter Impfvergiftung
nicht amtlich näher untersucht worden sei, verneinte der
Vater, und er sagte mir, er möchte auch mit Rücksicht auf
seine Stellung den Fall nicht weiter verfolgt wissen.[50] Ich
erklärte ihm, ich verstehe dies ganz gut; die hohe Wichtigkeit der zur Zeit aktuellen Impfzwangsfrage erfordere aber
wenigstens eine Bekanntmachung des gravierenden Falles,
wenn auch ohne Nennung des Namens. Damit war der betreffende Lehrer einverstanden, und er erzählte mir dann
noch weiter, daß auch seine beiden Jungens, als sie im
zwölften Jahr wiedergeimpft worden waren, infolge der
Impfung acht bis vierzehn Tage lang einen dick geschwolle-
nen Arm mit Fieber und Schmerzen bekommen hatten. Der
eine habe diese Erkrankung glücklich überstanden und sei
jetzt kräftig und gesund, der jüngere aber habe sich nie
mehr ganz davon erholt; er habe ein blasses, gelbliches
Aussehen davon zurückbehalten, und vor zwei Jahren sei
derselbe, als er sich mit seinen Kameraden auf einer Wiese
beim Vogelschießen getummelt habe, in seinem vierzehn-
ten Lebensjahre plötzlich ohne besonders vorangegangene
Ursache mitten unter seinen Kameraden umgefallen und
auf der Stelle tot gewesen.

Selbstverständlich sind auch diese zwei ausgesprochenen
Impfschädigungen der zwei Gymnasiasten ohne nähere
amtliche Untersuchung geblieben; im Interesse der impfgegnerischen Sache möchte ich sie aber nicht ganz der Ver-
gessenheit anheimfallen lassen. Denn obgleich der durch-
schlagende Hauptgrund meiner Gegnerschaft gegen den
Impfzwang nicht der durch denselben angerichtete Schaden ist, sondern vielmehr die Nutzlosigkeit und Entbehr-
lichkeit der ganzen gesetzlichen Impferei, so beruht doch
die Haupthoffnung von uns Impfzwanggegnern eben darauf, daß infolge der unausbleiblichen und Jahr für Jahr re-

---

50 Sehr traurig, aber — bei Staatsbeamten — in 100000 Fällen
genau ebenso. Red. des „Impfg."

gelmäßig wiederkehrenden Impfschädigungen und infolge des allgemeinen Unwillens darüber endlich wenigstens. der gesetzliche Zwang zur Impfung abgeschafft wird.

Bei dem nicht wegzuleugnenden derzeitigen mannigfachen Notstand des ärztlichen Standes, der, je mehr die wahre Hygiene fortschreitet, naturnotwendig in seiner Existenz geschädigt werden muß, möchte ich aber meinen Fachgenossen, deren sonstige hohe Verdienste um das Volkswohl ich selbstverständlich ohne weiteres aufrichtig anerkenne, schon beizeiten für den Ausfall der abdekretierten Impfsporteln[51] einen vollgültigen Ersatz gerne verschafft wissen.

Seit etwa zwei Dezennien verfolge ich mit steigendem Eifer die sexuelle Frage. Nach meiner vollsten Überzeugung rührt der offensichtliche Niedergang unseres deutschen Volkstums hauptsächlich vom Sexualismus und Alkoholismus her, die beide miteinander innig verwurzelt sind. Ich weiß, daß von den verschiedensten Seiten verdienstvoll ernste Anstrengungen moralischer und hygienischer Art gemacht werden, um den schweren sexuellen Übeln wirksam entgegenzuarbeiten; der Erfolg ist leider bis jetzt ein sehr bescheidener.

Staatlicherseits wurde bis jetzt im Interesse der öffentlichen Sittlichkeit und allgemeinen Volksgesundheit nur das Weib, als der angeblich schuldige Teil, behördlich reglementiert. Diese seither geübte Reglementierung der Prostitution ist aber, wie jetzt allgemach immer mehr anerkannt wird, ohne wesentlichen Nutzen; ja, ich halte diesen Weg für ganz und gar verkehrt, denn dadurch wird das reglementierte Weib geradezu in raffiniertester Weise dem Sumpfe der tiefsten Unsittlichkeit ohne Gnade und Barmherzigkeit ausgeliefert, und die Geschlechtskrankheiten nehmen trotzdem immer mehr zu.

---

51 „Impfgeschenk"

Nein, der Mann ist der eigentlich schuldige Teil, und er muß deshalb in erster Linie unter die staatliche Reglementierung genommen werden. Soll diese Maßregel aber praktischen Erfolg haben, so muß eine solche Reglementierung selbstverständlich vernünftig organisiert werden. Man muß dem Übel an die Wurzel gehen.

Geschieht dies, dann ergibt sich erstens die Notwendigkeit, daß vor allem der Fortpflanzung durch gewisse Verbrecher, namentlich durch gefährliche sexuelle Verbrecher, wie Lustmörder, qualifizierte Notzuchtsverbrecher und ähnliche gemeingefährliche Subjekte wirksam entgegengearbeitet werden muß.

Es ist dies durch Kastration einzig und allein wirksam, aber leicht möglich; die Operation dazu erfordert einen ungefährlichen Eingriff und kann fast schmerzfrei vollzogen werden. Die facultas coneundi bleibt erhalten; nur die facultas generandi wird durch die Kastration unmöglich gemacht.

Durch diese gesetzlich eingeführte Maßregel könnte aber meines Erachtens wirklich etwas Ernsthafteres erreicht werden. Der Nachwuchs der gefährlichsten Verbrecher würde faktisch beschränkt und außerdem würde eine solche Maßregel ohne alle Frage sehr heilsam abschreckend wirken.

Namentlich aber möchte ich zweitens die hygienische Beschneidung befürworten. In dem Präputium haben die Wollustnerven ihren hauptsächlichsten Sitz. Die Circumcision, welche von der altägyptischen Priesterkaste vor Tausenden von Jahren eingeführt worden war und jetzt noch bei den Mohamedanern sowohl als bei den Juden rituell allgemein gebräuchlich ist, hat eine ungeahnt hohe gesundheitliche Bedeutung.

Der rohe Sinmnlichkeitstrieb wird durch die in der Kindheit vorgenommene Beschneidung erheblich herabgemindert, was namentlich in den Jahren der Pubertät von höchster Wichtigkeit ist. Dem verderblichen Laster der bei den christlichen Völkern erschreckenden Schaden stiftenden Selbstbefleckung mit all ihren Folgen von sexueller Neurasthenie usw. wird durch die rechtzeitig vorgenommene Beschneidung — sonstige gesundheitliche Maßregeln, wie Sport, Lichtluftbaden, reizlose Diät usw. behalten natürlich ihre Gültigkeit — tatkräftig und wirklich Einhalt getan. Bei den Juden wird bekanntlich am 8. Tage die Circumcision vorgenommen, bei den Türken im 13. Lebensjahre.

Außerdem aber hat die Circumcision namentlich den ganz gewaltigen Vorteil, daß sie, weil sie die Schleimhaut der Eichel infolge ihrer Bloßlegung widerstandsfähig macht, ein Hauptschutzmittel gegen die Geschlechtskrankheiten, vor allem gegen eine syphilitische Infektion mit deren unzählbaren Folgen zweifellos darstellt.

Wenn die Impfärzte alle Knaben auf die Beschaffenheit ihrer Vorhaut zu untersuchen und eine eventuelle Circumcision in den nötigen Fällen anzuraten beauftragt würden, so wäre das ein großartiger, hygienisch zu begrüßender Ersatz für den Hokuspokus der nur scheinbar harmlos aussehenden, in Wirklichkeit aber sehr heimtückisch und unter Umständen lebensgefährlich wirkenden Kuhpocken-Impfung.

Ich bin selbstverständlich darauf gefaßt, daß mein Vorschlag, wie alles Neue von vielen verlacht, verhöhnt und verspottet werden wird. Schadet nichts. Derselbe wird trotzdem sicher mit der Zeit, je länger je mehr Beachtung finden, und viele werden mir in ferner Zukunft für diesen meinen Vorschlag, weil er von ungeheurem Segen für Ungezählte sein wird, noch aufrichtigen Dank wissen.

13. Die Kuhpocken-Impfung wird immer unheimlicher

Die Veredelung des Menschengeschlechts mit Hilfe des Rindviehs muß überwunden werden; je eher, desto besser.

Es besteht für mich kein Zweifel, daß die große Verbreitung der Tuberkulose bei uns zu einem wesentlichen Teile mit der Kuhpocken-Impfung in ursächlichem Zusammenhang steht. Die balteriologischen Untersuchungen der Lymphe durch Dr. von Nießen, Professor Levy, Dr. Landmann, Dr. Fickler u. a. haben in einwandfreier Weise gezeigt, daß die aus den verschiedensten staatlichen Impfinstituten bezogene Impflymphe in wechselnder Menge, manchmal aber in großer Anzahl stark giftige Balterien enthält. Bei solcher Sachlage kann es selbstverständlich gar nicht anders sein, als daß zumal bei nicht ganz gesunden und widerstandsfähigen Impflingen oder unter sonst nicht ganz günstigen Lebensumständen die Konstitution der geimpften Kinder naturnotwendig leiden muß, indem durch die Impfung krankmachende Stoffe mannigfachster Art dem Blute direkt einverleibt werden. Dadurch tritt zunächst eine Störung in der Reaktionskraft des Körpers ein, und die krankmachenden Schädlichkeiten können dann den ergriffenen Organismus ungeschützt in Besitz nehmen.

Unter unsern derzeitigen Verhältnissen, wo die Kühe bei uns fast nur noch ausnahmsweise zur Weide kommen, im übrigen aber bei Tag und bei Nacht der Pestluft der Ställe ausgesetzt sind, grassiert natürlich die Perlsucht bezw. die Tuberkulose unter dem Rindviehstand ganz gewaltig, und die Kälber, von denen die Lymphe bezogen wird, haben dementsprechend natürlicherweise die Anlage zur Schwindsucht in ihren Geweben und Säften. Man glaubte allerdings früher in verhängnisvoller Weise, daß durch die

Impflymphe weder Syphilis noch Tuberkulose noch sonst eine Krankheit übertragen werden könne, so lange nicht Blut mit übergeimpft wird. Die Untersuchungen von Professor Klebs-Prag zeigten aber, daß in jeder scheinbar noch so klaren Impflymphe rote Blutkörperchen enthalten sind, und wir wissen jetzt durch die traurigsten Erfahrungen, daß die frühere Annahme von der Ungefährlichkeit der Impflymphe total unhaltbar ist.

Nun kommt aus Amerika durch das Journal der Amerikanischen Medizinischen Vereinigung zu uns auch noch die Unglückskunde, daß die Lymphe von Kälbern, die zu Impfzwecken dient, als der Vermittler zur Verbreitung von Maul- und Klauenseuche unter dem dortigen Rindviehstand erkannt worden ist. Es heißt in dem Artikel, die Gefahr sei eine so große, daß zu äußerst radikalen Maßnahmen gegriffen und zwecks Vernichtung der bedenklichen Lymphe das ganze auf dem Markte befindliche Material zurückgezogen werden mußte. So lange die geimpften Kälber bald nach der Impfung getödtet wurden, blieb die Verseuchung dieser Kälber unbemerkt. Als man aber von diesem Gebrauche abging, und als ein Teil dieser Kälber auf den Markt kam, begann die Verbreitung der Maul- und Klauenseuche durch dieselben in unheimlicher Weise. Diese Tatsache hängt m. E. mit dem Umstande zusammen, daß nicht selten von einer Art Bläschen an den Eutern der Kühe Lymphe abgenommen wird, obgleich diese Bläschen keine Kuhblattern, wie man fälschlicherweise annimmt, darstellen, vielmehr in Wirklichkeit zu Maul- und Klauenseuche zu zählen sind. In dem sr. Zt. vielgenannten Impfprozeß im Jahre 1881 in Stuttgart gegen den Sekretär der Hahnemannia, A. Zöppritz, wobei ich selbst Sachverständiger war, hatte damals der Direktor der Stuttgarter Tierarzneischule, Dr. von Rueff, diese Tatsache festgestellt, und er hatte es namentlich von einem speziellen Falle eidlich bezeugt. Auch Medizinalrat Dr. Ed. Hering sagt in seiner „Speziellen Pathologie für Tierärzte S. 378": „die bei herrschender Maul- und

Klauenseuche an dem Euter nicht selten entstehenden Blasen hat man hie und da mit Kuhpocken verwechselt."

Je mehr man all dieses Drum und Dran bei, der gesetzlichen Zwangsimpfung in Erwägung zieht, mit einem desto großeren Grauen muß man an all die unheimlichen Gefahren denken, welche diese Zwangseinrichtung für unser ganzes deutsches Volk naturgemäß im Gefolge haben muß. Wahrlich man kann dem Universitäts-Professor Dr. German in Leipzig nur aus vollster Überzeugung zustimmen, wenn er auf Grund eingehendster Studien erklärt: „die Schutzpockenimpfung ist ein nationales Unglück, ein Verbrechen an der Menschheit"; und: „es ist derzeit die dringendste öffentliche Angelegenheit, daß die Zwangsimpfung möglichst bald abgeschafft wird."

14. Aufruf an die impfzwangsgegnerischen Ärzte Deutschlands.[52]

Die Vaccination ist ein Verbrechen gegen die Natur. Dr. med. Nittinger.

Einige Ereignisse aus der allerjüngsten Zeit drücken mir die Feder in die Hand. Vor einigen Wochen berichtete mir ein angesehener Bürger Eisenachs, daß er der Behörde mitgeteilt habe, er wolle sich lieber strafen lassen, als seine Kinder der gefährlichen Impfung aussetzen; sein Gewissen sträube sich dagegen. Daraufhin sei er polizeilich vor den staatlichen Impfarzt geladen worden, und dieser habe ihn geradezu beleidigend behandelt: „Ein Gesetzesübertreter verdiene keine Achtung!"

Vor einigen Tagen schrieb mir ein Impfgegner aus Sachsen, daß er seit einigen Jahren jedes Jahr Gefängnisstrafe erdulden müsse, weil er sich als Vegetarier weigere, seine Kinder mit dem tierisch unreinen Impfstoff impfen zu lassen. Und heute lese ich, daß zu einer impfgegnerischen Versammlung im Rathaussaale in Wien, bei welcher Dr. med. M. Böhm Friedrichsroda sprechen sollte, die dortige medizinische Studentenschaft ex officio aufgeboten worden war, um durch Lärmen und Krakehlen die Versammlung unmöglich zu machen, sodaß sie auch tatsächlich der polizeilichen Auflösung verfiel.

Diese drei Beispiele, deren ich noch eine sonstige große Anzahl namhaft machen könnte, mögen aus der allerjüngsten Zeit genügen, um jedem Sehenden ad oculos[53] zu de-

---

52 Aus dem Dresdner „Impfgegner" Frühjahr 1908.

53 etwas ~ demonstrieren vor Augen führen, durch Augenschein beweisen

monstrieren, daß die pfäffische Intoleranz, welche früher auf dem kirchlich religiösen Gebiete ihre traurigen Orgien feierte, nunmehr auch auf dem Gebiete der Heilkunde glimmer mehr um sich greift und die hochgerühmte Freiheit der Wissenschaft je länger je mehr zu einer Farce und zu einem Zerrbilde verunstaltet.

Jeder, die Wahrheit und die wahre Wissenschaft hochhaltende Arzt muß gegen ein solch niedriges, jeder echten Wissenschaft unwürdiges Treiben aufs lebhafteste protestieren.

Ist es nicht ein Hohn auf die durch schwerste Opfer errungene Gewissensfreiheit, wenn Familienväter durch den Impfzwang einer solchen Gewissensqual ausgesetzt werden, daß sie amtliche Beleidigungen ja Gefängnisstrafen über sich ergehen lassen müssen, bloß aus dem Grunde, weil sie ihre Kinder den unleugbaren Impfgefahren nicht aussetzen lassen wollen? Und zeugt es nicht von einem bedenklichen Tiefstand der medizinischen Wissenschaft, wenn ihre Jünger die Entscheidung über schwer in das Leben des Volkes eingreifende wissenschaftliche Problemfragen, statt mit dem Schwert des Geistes, durch gemeine Radauszenen mit Gewalt zu Gunsten ihrer wirtschaftlichen Interessen erzwingen wollen? Wahrlich, es ist an der Zeit, daß diejenigen Ärzte — ich weiß, es sind deren mit der Zeit Tausende geworden, welche auf Grund ihrer Studien und wissenschaftlichen Erkenntnis den Impfzwang als brutal, schädlich, durchaus entbehrlich und einer wahren Hygiene aufs direkteste widerstreitend, erkannt haben, sich zu einer Liga zusammenscharen, um endlich auch ihrerseits mit geschlossener Phalanx[54] in der Impfzwangsfrage der Wahrheit, der Menschlichkeit und der wahren Wissenschaft zum Siege zu verhelfen.

Was in der Schweiz, in England, Holland, Belgien möglich

---

54 Widerstandsfront

war, das muß auch in Deutschland trotz des heiligen Büro-
kratismus endlich durchzusetzen sein. Wir wollen ganz to-
lerant und frei von Fanatismus sein! Wer sich oder seine
Kinder impfen lassen will, gut, dem sei die genügende Gelegenheit dazu geboten; wem aber solch direkter Eingriff in
sein ureigenstes Körperleben zuwider ist, zumal, da er von
der leichten Möglichkeit einer Heilung der Blattern auf na-
turgesetzlichem Wege felsenfest überzeugt ist, dessen
Überzeugung lasse man unangetastet. Die gesundheitliche
Aufgabe des Staates bestehe in der Sorge für eine gute öffentliche und persönliche Gesundheitspflege. Im übrigen
hat der Staat den wechselnden medizinischen Theorien gegenüber sich neutral zu verhalten; denn ein solch leiblicher
Zwang, wie der Impfzwang, ist noch widerlicher und grau-
samer, wie der in der Jetztzeit zum Glück überwundene re-
ligiöse Glaubenszwang.

Ich fordere deshalb alle diejenigen Herren Kollegen, welche ebenfalls dieser meiner Meinung huldigen, mögen sie
im übrigen einer therapeutischen Richtung angehören, welcher sie wollen, aufs dringendste auf, sich per Postkarte bei
mir melden zu wollen, damit ein gemeinsamer Vorstoß der
impfgegnerischen Ärzte gegen den scheußlichen und unsern ganzen Stand schändenden Impfzwang vorgenommen
werden kann. Ich werde ihnen dann weitere nähere Mitteilung zukommen lassen.

Wie heimtückisch die Folgen der Kuhpocken-Impfung in
einzelnen Fällen sein können, wurde mir aufs neue recht
eindringlich klar, als ich jüngst wieder zwei Fälle zu Gesicht bekam, in denen ein junger Mann durch die Impfung
in seiner Kindheit an Hüftgelenks-Entzündung erkrankte
und dadurch zum, Krüppel wurde. Im zweiten Falle wurde
ein junges 20 jähriges Mädchen vor 4 Jahren in Fiume vor
der Überfahrt nach Amerika zusammen mit ca. 400 Zwi-
schendecks-Passagieren — fragt nicht, wie? — zwangsweise geimpft. Das Resultat war äußerlich negativ, das vorher

ausnehmend gesunde Mädchen erkrankte aber, ohne sonstige Ursache, im Laufe der nächsten Jahre an da und dort auftretender eigentümlicher Knochenentzündung im Fersenbein, Ellbogengelenk, Brustbein usw. Sie laboriert jetzt noch schwer an den Folgen der „segensreichen" Impfung. Alle diese und ähnliche heimtückische Folgen der Kuhpocken-Impfung, welche bis jetzt fast gar nicht wissenschaftlich beachtet worden sind, sind erst durch die neuesten bakteriologischen Untersuchungen klar und verständlich geworden. So beschreiben Professor Dr. Levy und Dr. Fickler vom hygienischen Institut der Universität Straßburg (vergl. Deutsche Medizinische Wochenschrift, Nr. 26 vom Jahre 1900) ein pathogenes keulenförmiges Bakterium der Lymphe. Meerschweinchen bekamen davon haselnußgroße Abszesse. Die Autoren betonen, daß die Virulenz der Bakterien eine ihrer schwankendsten Eigenschaften sei. Besonders eindringlich weist Dr. v. Nießen: Wiesbaden (Gründe gegen den Impfzwang", von Dr. v. Nießen, Verlag Hugo Bermüller Berlin SW. 61) nach, daß die Lymphe der verschiedensten Impfinstitute oft erstaunlich große Mengen mannigfaltiger giftiger Bakterien enthält. Und trotz dieser himmelschreienden Tatsachen wird das deutsche Volk, wegen einer vielleicht möglichen Erkrankung bei einer vielleicht möglich eintretenden Pockenepidemie, noch jahraus, jahrein mit solch gesundheitsgefährlicher Impfmaterie zwangsweise durchseucht! Möge diesem wahnwitzigen Treiben endlich ein energisches Halt geboten werden, und möge dazu jeder ehrliche Arzt, wenn auch entgegen seinem augenblicklichen Vorteile, die Hand bieten!

Ich bitte alle Blätter freihygienischer Richtung, diesen meinen Aufruf gefälligst zum Abdruck zu bringen. Amicus Plato, amicus Socrates, sed magis amica Veritas[55].

---

55 Platon ist mein Freund, Sokrates ist mein Freund, aber die Wahrheit ist mehr mein Freund

15. Petition des Vereins impfgegnerischer Ärzte an Reichskanzler, Bundesrat und Reichstag,

... betreffs Einberufung einer unparteiischen Kommission zur Untersuchung der Impfzwangsfrage, entsprechend dem Beschluß des Reichstages vom Jahre 1896.

Hoher Reichstag!

Im Namen des Vereins impfgegnerischer Ärzte beehren sich die Unterzeichneten die Bitte um Einberufung einer unparteiischen Kommission zur Untersuchung der Impfzwangsfrage einem hohen Bundesrat bezw. Reichstag mit folgender Begründung ergebenst vorzutragen:

Die Problemfrage über die Berechtigung und Notwendigkeit von der Aufrechterhaltung des bestehenden Impfgesetzes vom 8. April 1874 ist je länger je mehr eine brennende Streitfrage zwischen der alten symptomatisch-allopathischen und der neuen hygienisch-biologischen Heilkunde geworden.

Eine kurze geschichtliche Betrachtung der Blattern-Erkrankung und der zu ihrer Bekämpfung gesetzlich bestehenden Impfung läßt mit genügender Deutlichkeit erkennen, welche von den beiden medizinischen Richtungen in dieser Frage wohl am meisten im Rechte ist.

Die Pocken stammen, wie so viele andere Volksseuchen, ursprünglich aus dem dichtbevölkerten und infolgedessen vielfach an Unreinlichkeiten aller Art leidenden Orient. Auch die Impfung als vermeintliches und angebliches

Schutzmittel stammt ursprünglich aus dem Orient.

Aus Mangel an hygienischer Kenntnis über das Wesen und über die Entstehung dieser Krankheit suchte man sich dort, und zwar in frühester Zeit durch Impfung mit echten Blattern vor der oft bösartigen und lebensgefährlichen Form von Blattern-Erkrankung zu schützen. In der Hilflosigkeit und Not greift man eben bekanntlich nach jedem Strohhalm.

Auch in Europa war die Medizin in früherer Zeit gegenüber den Blatternepidemien macht- und hilflos. Als deshalb i. J. 1718 jenes abgebliche Schutzmittel der sog. Inokulation von Konstantinopel aus durch die Lady Mantague nach England an den dortigen Hof gebracht worden war, wurde es von hier aus, dank der damaligen allgemeinen hygienischen Hilflosigkeit, über die ganze Kulturwelt, verbreitet. Der berühmte und sonst so aufgeklärte Professor Dr. Hufeland, der Leibarzt der Königin Luise und Verfasser der bekannten Makrobiotik, hat in seinem Buche „Bemerkungen über die natürlichen und inokulierten Blattern" diese Art von Impfung noch i. J. 1798 als „eine wohltätige und göttliche Erfindung" bezeichnet, „welche durch ihre glücklichen Erfolge ihr Lob auf die überzeugendste Art verkündige und die lächerlichen Einwürfe aufs triftigste widerlege." Heute ist diese, also selbst von einem Hufeland so hochgepriesene Inokulation bei, hoher Gefängnisstrafe gesetzlich verboten; denn heutzutage weiß man, daß gerade durch dieses früher so gerühmte Schutzmittel die Pocken in geradezu raffinierter Weise verbreitet worden sind. Es ist ein unleugbares Verdienst der i. J. 1796 durch den Engländer Jenner eingeführten Kuhpocken-Impfung, daß durch seine Erfindung jene die Blatternepidemien geradezu vermehrende Inokulation verdrängt wurde. Jenner hatte die Kuhpocken-Impfung für ein durchaus unschädliches und die Blatternepidemien sicher tilgendes Mittel erklärt. Auf einen gewissen Scheinbeweis hin wurde ihm auch geglaubt; die dama-

lige Wissenschaft hatte eben von öffentlicher Gesundheitspflege noch kaum eine Ahnung. Nur dadurch ist es erklär-
lich, daß wenige Jahre nach dem Bekanntwerden der Kuhpocken-Impfung — Jenner hätte sein Buch i. J. 1789 veröf-
fentlicht – ohne jede wirklich wissenschaftlich-kritische Untersuchung schon i. J. 1807 der Impfzwang in Bayern i. J.
1809 in Baden i. J. 1818 in Württemberg gesetzlich eingeführt werden konnte. Der König von Preußen hat sich am
längsten gegen die Einführung eines solchen, jeder wahren
Gesundheitspflege hohnsprechendes, die persönliche Freiheit aufs höchste gefährdenden Zwangsmittels gesträubt.
Auch der Philosoph Kant hatte die Impfung eine Bestialität
genannt.

Auf Andrängen der allopathischen Ärzte wurde aber im Jahre 1822 schließlich auch in Preußen der Impfzwang durch
eine Königliche Verordnung, wenn auch nur administrativ,
eingeführt.

Die großartigen Versprechungen Jenners und die auf seine
Erfindung allgemein gesetzten hohen Erwartungen haben
sich aber, wie wir des Ferneren sehen werden, im Feuer
der Erfahrung keineswegs erfüllt.

Der von Jenner sicher versprochene Schutz auf zeitlebens
hielt nicht stand, und so wurde dann Mitte der dreißiger
Jahre die Wiederimpfung aufgebracht. Es hatte sich immer
mehr gezeigt, daß die Impfung kein sicheres Schutzmittel
gegen die Erkrankung an Blattern darstellt; man erklärte
deshalb, die Impfung schützt nur auf eine gewisse Zeit.
Aber auch trotz der vielfach geübten und beim Militär seit
d. J. 1834 regelmäßig geübten Wieder-Impfung hatten die
Pocken in den 60er Jahren und besonders in dem Jahre
1871/72 ganz erschrecklich heftig zugenommen. In Bayern
allein erkrankten daran i. J. 1871 über 30'000 Menschen,
wovon über 29'000 geimpft waren. Der Glaube an die Impfung wurde trotzdem von den Ärzten in ihrer hygienischen
Kurzsichtigkeit aufrecht erhalten. Die in Preußen in der

medizinischen Statistik maßgebende Autorität, Professor Guttstadt, wagte noch amtlich und wissenschaftlich, die absolut unhaltbare Erklärung abzugeben, „diese heftigen Pockenepidemien seien die Folge der angehäuften ungeimpften Individuen." Obgleich eine solche Anschauung jeder hygienischen Erkenntnis widerspricht, so gelang es trotz aller seitherigen Enttäuschungen dennoch, daß der deutsche Reichstag im April 1874 das jetzt bestehende Impfgesetz, das eine 2malige Impfung gesetzlich vorschreibt, bei der dritten Lesung allerdings nur noch mit einer Mehrheit von 10 (!) Stimmen, zum Beschluß erhob.

Der Bundesrat wie der Reichstag ging dabei noch von der jetzt allerdings gründlich widerlegten Voraussetzung aus, die Kuhpocken-Impfung sei ein durchaus unschädlicher Eingriff.

Die wissenschaftliche Deputation für das Medizinalwesen im Königreich Preußen hatte in ihrem maßgebenden Gutachten autoritativ erklärt, „es liege keine verbürgte Tatsache vor, welche für einen nachteiligen Einfluß der Impfung auf die Gesundheit des Menschen spreche."

Die Erfahrung hat aber jetzt je länger je mehr in einwandsfreier Weise trotz aller Vertuschungsversuche gezeigt, daß die gesetzlich vorgeschriebene Kuhpocken-Impfung nicht selten von den bedenklichsten Folgen begleitet war. Auf der Naturforscherversammlung in Leipzig im Jahre 1872 berichtete so Professor Dr. Eulenburg von Bonn, daß in einer Stadt am Rhein nach amtlicher Erhebung 50 Kinder, die von einem anscheinend ganz gesunden Kinde abgeimpft worden waren, Syphilitisch infiziert worden und unter den verschiedensten Formen schwer daran erkrankt sind.

Staatsrat Dr. Walz in Frankfurt a. d. O. stellte Ende der 70er Jahre amtlich fest, daß in Lebus a. d. O 14 Schulmädchen durch die Wiederimpfung syphilitisch infiziert worden sind; die betreffenden Impfärzte wurden aber in diesen beiden Fällen vom Gericht freigesprochen, weil sie von anscheinend gesunden Kindern regelrecht abgeimpft hatten.

Infolge solcher grauenerregenden Vorkommnisse, deren ganzen Ernst und schwere Folgen man kaum ausdenken kann, wurde die Impfung von Arm zu Arm, die seither für durchaus harmlos erklärt worden war, durch die sog. animale Impfung ersetzt.

Aber auch diese Impfung mit Kälberlymphe hat unheimlich viele, zum Teil sehr schwere Schädigungen im Gefolge. Jedem der Unterzeichneten sind persönlich aus der Praxis zahlreiche Fälle bekannt geworden, wo nach der Impfung auch mit Kälberlymphe allgemeine Blutvergiftung eintrat; die geimpften Ärmchen schwellen blau auf, und die Kinder sterben wenige Tage nach der Impfung an Blutvergiftung. Auch andere mehr oder weniger heimtückisch verlaufende Erkrankungen infolge der animalen Impfung konnten von uns dann und wann beobachtet und konstatiert werden.

Man weiß jetzt auch aus den bakteriologischen Untersuchungen Dr. Landmanns, Dr von Nießens, Professor Levy's, Dr. Fickler's u. a. in exaktester Weise, daß die aus den verschiedensten staatlichen Impfinstituten bezogene Impflymphe in wechselnder Menge, manchmal aber in großer Anzahl stark giftige Bakterien enthält.

Die Denkschrift des deutschen Reichskanzler-Amtes an die außerpreußischen Bundesregierungen vom 5. September 1888 stellte amtlich fest, „daß in Preußen in den letztvorhergehenden Jahren bei einer großen Anzahl von Kindern im Zusammenhang mit der Impfung ein giftig eitriger Hautausschlag, Impetigo contagiosa, aufgetreten sei, wobei es auch an schweren, Fällen und selbst an solchen mit tödlichem Ausgange nicht gefehlt habe. Die Krankheit sei in 10 verschiedenen Kreisen infolge der Impfung mit animaler Lymphe vorgekommen; die betreffende Lymphe sei von drei verschiedenen Kälbern entnommen gewesen, die bei der tierärztlichen Untersuchung, auch bei dem der Impfung folgenden Schlachten, gesund befunden worden seien."

Trotz all dieser gewiß erschreckenden Tatsachen, und trotz der immer und immer wiederholten Proteste der ungezählten Impfgegner wird der Impfzwang, ja selbst die Zwangsimpfung bei uns in Deutschland immer noch in rigoroser Weise aufrecht erhalten. Aus neuer und neuester Zeit sind mehrere Fälle polizeilicher Sistierung und Vorführung ungeimpfter kleiner und größerer Kinder vor den Impfarzt behufs gewaltsamer Impfung zu verzeichnen.

Diese Tatsache läßt sich nur darauf zurückführen, daß in den Ärztekreisen die richtige hygienische Erkenntnis noch sehr bedauerlich rückständig ist. So erklärt z. B. selbst das Reichsgesundheitsamt noch i. J. 1904 in seinen Veröffentlichungen, „die Impfung sei das einzige Schutzmittel gegen die Blatternerkrankungen." Einer solchen Behauptung widersprechen wir ganz entschieden. Nicht die Impfung, sondern die Hygiene und zwar die persönliche Gesundheitspflege, Hand in Hand mit der öffentlichen, bildet das wirkliche und unfehlbare Schutzmittel nicht nur gegen die Blattern, sondern gegen alle Epidemien überhaupt. Die Impfung ist und bleibt ein Schutzmittel von sehr zweifelhaften Werte, das von allen möglichen Gefahren begleitet ist, und das deshalb von Rechtswegen niemand gegen seine Überzeugung aufgezwungen werden sollte. Die Blatternepidemien kommen jetzt allerdings, dank der modernen Hygiene, viel seltener als in früheren Jahrhunderten vor; dafür haben wir aber gegenwärtig jahraus jahrein allein im deutschen Reiche über eine Million Tuberkulöser, und die Befürchtung erscheint nicht unbegründet, daß diese bedauerliche, die deutsche Volks- und Wehrkraft schwer schädigende Tatsache zu einem wesentlichen Teile auf die gesetzliche Impfpflicht zurückgeführt werden muß! Es ist höchste Zeit, daß die scheinbar harmlose, in Wirklichkeit aber hochernste Impfzwangsfrage einer vorurteilsfreien, ernsten, kritischen

Prüfung unterzogen wird. Die Unterzeichneten hoffen beim Bundesrat bezw. Reichstag sicher das nötige Verständnis für die Wichtigkeit der Impfzwangsfrage zu finden. Infolge des Zwanges ist ja diese Frage keineswegs bloss eine ärztliche, sondern zugleich eine eminent volkswirtschaftliche, ja eine tiefgehende Kulturfrage überhaupt. Möge deshalb der hohe Bundesrat bezw. Reichtag unserer Bitte um Berufung einer unparteiischen Kommission geneigtes Gehör schenken. Detmold, Mai 1909.

Hochachtungsvoll

Der Vorstand des Vereins impfgegnerischer Ärzte:

Sanitätsrat Dr. med. Bilfinger, Detmold
Dr. med. M. Böhm,
Professor Dr. med. G. Jäger, Stuttgart
Stabsarzt Dr. med. Kahnt,
Oberstabsarzt Dr. med. Katz,
Dr. med. Selß, Baden-Baden
Dr. med. R. Spohr, Frankfurt a. M.
Dr. med. Winsch, Halensee-Berlin
Dr. med. Ziegelroth, Krummhübel i. R.

16. Erwiderung an den Redakteur der „Deutschen Medizinischen Wochenschrift[56]

Herrn Professor Dr. Schwalbe-Berlin.

> Gerechtigkeit war stets der Grund,
> auf dem ein tapfrer Mann bestund.
> (Wartburgspruch)

Leider kam mir die Nr. 20 der Deutschen Medizinischen Wochenschrift vom 20. Mai 1909 erst vor einigen Wochen zu Gesicht, und ich kann so auf die Verhöhnung des Vereins impfgegnerischer Ärzte daselbst erst nachträglich eine Entgegnung abgeben. Ich habe zwar sofort, nachdem ich den dies-bezüglichen Artikel gelesen hatte, eine Erwiderung an die „Ärztliche Rundschau" in München eingesandt, weil in dieser ärztlichen Zeitschrift in jüngster Zeit einigemal impfgegnerisch inspirierte Artikel erschienen waren. Der Redakteur der „Ärztlichen Rundschau" hat aber meine Erwiderung bis jetzt in sein fachwissenschaftliches Blatt nicht aufgenommen — die Impfgegner werden in der wissenschaftlichen Medizin derzeit noch für Parias angesehen — und so muß ich eben notgedrungen dem Redakteur der wissenschaftlichen „Deutschen Medizinischen Wochenschrift" durch die populäre Zeitschrift des „Impfgegners" meine Antwort zukommen lassen. Es ist dies vielleicht nicht ganz „standesgemäß", für die wirkliche Wissenschaft aber keinesfalls von Schaden.

Herr Professor Schwalbe schreibt: „Der Verein impfgegnerischer Ärzte, hat an den Reichskanzler eine Petition gerichtet, in der die Einberufung einer unparteiischen Kom-

---

56 Aus „Impfgegner" 1909

mission zur Untersuchung der Impfzwangsfrage gefordert wird. In dumpfen Akkorden wird ein Klagelied gesungen über „grauenerregende Vorkommnisse, deren ganzen Ernst und schwere Folgen man kaum ausdenken kann", mit tief aus dem Herzen kommender Trauer wird festgestellt, der Impfzwang lasse sich nur darauf zurückführen, daß in „den Ärztekreisen die richtige hygienische Erkenntnis noch sehr bedauerlich rückständig" sei, und mit einer Stirn, die sich erfolgreich der Schamröte erwehren kann, wird die Befürchtung ausgesprochen, daß die alljährliche Krankheitsziffer von über einer Million Tuberkulöser im deutschen Reiche zu einem wesentlichen Teil auf die gesetzliche Impfpflicht zurückgeführt werden muß."

Also mit solcher Ironie und solch dreister Verhöhnung und mit solch beleidigenden Worten glauben Sie, Herr Professor, unsere durchaus sachlich gehaltene und wohl motivierte Petition wissenschaftlich abtun zu können! Ich frage Sie aber im Namen der Wissenschaft: Sind die in der Petition angeführten, amtlich zugegebenen und sicher konstatierten Impfschädigungen, wonach in einer Stadt am Rhein im Jahre 1872 50 Kinder syphilitisch vergiftet worden und unter den verschiedensten Formen schwer daran erkrankt sind, etwa nicht grauenerregend? Oder ist es kein „grauenerregendes Vorkommnis, dessen ganzen Ernst und schwere Folgen man kaum ausdenken kann", wenn in Lebus a. O. Ende der 70er Jahre 14 zwölfjährige Schulmädchen durch die Wiederimpfung syphilitisch krank gemacht wurden? Sie werden mir vielleicht darauf erwidern, „ja, das geschah, als noch mit humanisierter Lymphe geimpft wurde; jetzt haben wir animale Lymphe." Aber, Herr Professor, stellte nicht die Reichsregierung in dem Geheimerlaß vom 5. September 1888 an die außerpreußischen Regierungen amtlich fest, „daß in Preußen in den letztvorhergehenden Jahren bei einer großen Anzahl von Kindern im Zusammenhang mit der Impfung ein giftig-eitriger Hautausschlag, Impetigo contagiosa, aufgetreten sei, wobei es auch an schweren Fällen und selbst an solchen mit tötlichem Ausgange nicht gefehlt habe?" Nun, Herr Professor, ist es bei solchen Vorkommnissen nicht mit Recht gestattet, von „grauenerregend" zu sprechen?

Sodann: wenn selbst das Reichsgesundheitsamt jetzt noch in seinen Veröffentlichungen behauptet: „die Impfung ist das einzige Schutzmittel gegen die Blatternerkrankungen", und wenn man noch in unseren Tagen dieselbe Behauptung in den verschiedensten ärztlichen Büchern und Zeitschriften findet, und wenn auf Grund solch rückständiger ärztlicher Erkenntnis die Polizeiorgane dazu angehalten werden, daß den impfgegnerischen Eltern ihre Kinder mit Gewalt dem Impfarzte zugeführt werden, ist es unter solchen Umständen, Herr Professor, nicht ganz und gar zutreffend, wenn in der Petition ausgesprochen ist, „diese Tatsache läßt sich nur darauf zurückführen, daß in den Ärztekreisen die richtige hygienische Erkenntnis noch sehr bedauerlich rückständig ist."?

Endlich: ist es wirklich eine so große Frechheit, wie Sie, Herr Professor, behaupten, wenn in der Petition die Befürchtung ausgesprochen wird, daß die alljährliche Krankheitsziffer von über einer Million Tuberkulöser im Deutschen Reiche zu einem wesentlichen Teil auf die gesetzliche Impfpflicht zurückzuführen sei? Bekanntlich wurde früher lange Jahre hindurch von der medizinischen Wissenschaft es für absolut unmöglich erklärt, daß Tuberkulose und Skrophulose bei der Impfung von Arm zu Arm mit übergeimpft werden könne. Heute wird diese Tatsache allgemein zugestanden, und sie war ja dazu mit ausschlaggebend, daß die humanisierte Lymphe durch Kälberlymphe seit, 2 Dezennien ersetzt wird. Professor Klebs-Prag hatte nämlich nachgewiesen, daß bei noch so klarer Lymphe trotzdem regelmäßig rote Blutkörperchen darin enthalten sind, und daß eben damit die Möglichkeit vorliegt, daß von einem latent mit Skrophulose, Tuberkulose oder Syphilis behafteten Impfling diese Krankheiten auf die geimpften Kinder übertragen werden können, was ja auch tatsächlich zweifellos nicht selten geschah. Jetzt wird allerdings von Kälbern geimpft. Aber ist es nicht Tatsache, daß derzeit die Kühe, weil sie fast ununterbrochen in der Pestluft der Ställe gehalten werden, über die Hälfte perlsüchtig d. h. tuberkulös sind?

Aus diesen feststehenden Tatsachen folgt aber, daß auch in den Kindern dieser Kühe, d. i. in den Kälbern, von denen abgeimpft wird, die Anlage zu der Tuberkulose unter allen Umständen, wenn auch nur latent vorhanden ist. Die Bakteriologen Dr. v. Nießen, Dr. Landmann, Professor Levy u. a. haben uns auch in exakter Weise nachgewiesen, daß die aus den verschiedensten staatlichen Impfinstituten bezogene Impflymphe in wechselnder Menge, manchmal aber sogar in großer Anzahl stark giftige Bakterien enthält. Es ist mir dies sehr verständlich, da die von mir bezogene Impflymphe oft genug durch die Beimischung von Blut ganz deutlich rot gefärbt war.

Ich frage Sie, Herr Professor, auf Ihr Gewissen: Wenn ein derartiger gefährlicher Stoff zumal den Kindern des ohnehin in gesundheitlich schlechten Verhältnissen lebenden Proletariats von Staatswegen bei der Impfung sowohl im zweiten wie im zwölften Lebensjahr in ihr Blut übergeführt wird, und wenn dann diese Prozedur beim Militär noch einmal vorgenommen wird, halten Sie es nicht für wahrscheinlich, daß auf diese Weise in zahlreichen Fällen die Disposition zur Tuberkulose eben durch die Impfung mit dem nicht unbedenklichen Impfstoff erheblich vermehrt wird?

Ein Oberbauassistent schrieb mir vor einigen Wochen aus Neiße in Schlesien, daß seine vor der Impfung ganz gesunde 12jährige Tochter durch die Wiederimpfung an Pemphigus erkrankt sei, daß dieser Blasenausschlag trotz aller möglichen ärztlichen Behandlung auch die Augen ergriffen habe und daß seine Tochter jetzt nach 2 Jahren vollständig

erblindet sei. Gestern erhielt ich einen Brief von einem Ma-
schinenfabrikanten aus Neustadt i. Holstein; derselbe
schreibt. „Mein Junge, welcher am 27. Sept. 1908 geboren
ist, war bis zur Impfung keine Minute krank. Ich mußte
denselben nun Ende Mal d. J. impfen lassen und bin seitdem vom Arzt nicht wieder fortgekommen. Ich muß bemerken, daß die Pocken bei meinem Sohne sehr schlimm wurden, so daß die letzte Narbe erst nach genau 7 Wochen ab-
fiel. Schon in der 6. Woche zeigte sich hinter dem rechten
Ohr eine Drüse, bald darauf ebenfalls hinter dem linken
Ohr, und jetzt wo diese beiden Drüsen, welche geschnitten
werden mußten, fast verheilt sind, zeigt sich hinter dem linken Ohr die zweite Drüse. Meine Frau und ich sind völlig
gesund, auch ist in unserer Familie niemand mit Drüsen behaftet."

Glauben Sie nicht, Herr Professor, daß diese vor der Impfung ganz gesunden Kinder durch die Impferkrankung für
die Tuberkulose erheblich disponiert worden sind? Diese
Kinder befinden sich glücklicherweise in gesundheitlich
günstigen Lebensverhältnissen. Wie viel krankmachender
muß aber eine solche Impfschädigung bei armen Kindern,
zumal bei denen des ungesund wohnenden Industriepoleta-
riats wirken! Viel viel häufiger als man bis jetzt ahnt, legt
die Impfung — davon bin ich felsenfest überzeugt, Herr
Professor! — den Grund zu einer späteren Tuberkulose-Er-
krankung. Schon die Eltern solcher kranken Impflinge werden durch die seelische Aufregung und durch die Pflege bei
Tag und Nacht vielfach erschöpft und so für eine Lungener-
krankung empfindlich gemacht. Nimmt man noch die ganz
fatale Tatsache dazu, daß durch die jetzige Art der Lym-
phegewinnung unter Umständen statt von echten Kuhpocken, die fast gar nicht mehr vorkommen, von unechten zu
Maul-und Klauenseuche gehörigen Bläschen abgeimpft
wird, wie Medizinalrat Hering in seiner Pathologie und
Therapie der Tierkrankheiten ausdrücklich erwähnt, und
wie es der Direktor der Tierarzneischule in Stuttgart, Dr.

von Rueff, vor Gericht im Jahre 1883 eidlich bezeugt hat, so werden Sie, Herr Professor, bei ruhiger Überlegung selbst zugeben müssen, daß der Verein impfgegnerischer Ärzte wirklich nichts Übertriebenes verlangt, wenn er fordert, daß die Impfzwangsfrage, entsprechend dem Beschluß des Reichstags vom Jahre 1896 einer erneuten sachlichen Prüfung unterworfen werden soll.

Vielleicht nehmen Sie, Herr Professor, infolge dieser meiner Erwiderung Veranlassung, selbst Ihrerseits die strittige Impfzwangsfrage von einem vorurteilsloseren Standpunkt aus d. h. auch mit Beachtung der impfgegnerischen Gesichtspunkte noch einmal eingehender zu studieren. Ich bin aber der sicheren Überzeugung, daß Sie dann die Impfgegner wohlwollender beurteilen werden. Weiß ich doch aus eigener Erfahrung, daß es nur Unkenntnis ist, welches die Ärzte derzeit noch zu fanatischen Verfechtern des gesetzlichen Impfzwanges macht. Auch Ihren Beleidigungen gegenüber, Herr Professor, will ich Gnade vor Recht ergehen lassen eingedenk des Wortes. „Herr vergib ihnen, sie wissen nicht, was sie tun. Aber ich rate Ihnen dringend, studieren Sie, Herr Professor, aufs neue „Für und Wider den Impfzwang"[57]. Schon mancher ist so aus einem Saulus ein Paulus geworden, und ich gebe die Hoffnung noch nicht auf, daß dasselbe auch bei Ihnen noch einmal der Fall sein wird.

---

57 Ich kann Ihnen dazu außer den Schriften von Dr. v. Nießen, von Dr. Böing, Professor Dr. A. Vogt, Dr. Lahmann, namentlich auch die vorliegende Broschüre „Eine ernste Volksgefahr, Aus meinem dreißigjährigen Kampfe gegen die höchst bedenkliche Impfzwangs-Einrichtung" angelegentlich empfehlen.

17. Mein impfgegnerisches Glaubensbekenntnis[58]

Wer der Wahrheit einmal ins Auge gesehen hat, der muß sie offen bekennen.

Mein Urteil über die Impfung und vollends über den Impfzwang ist mit jedem Jahre ein schärferes und ein verdammenderes geworden. Nach Absolvierung meiner Universitätsstudien war ich, getreu den Lehren der Schule, ein Anhänger des Impfzwanges, wobei ich offen gestehe, daß ich damals die Frage nur oberflächlich vom einseitigen Standpunkt der Impfanhänger aus gekannt habe.

Nachdem ich aber, glücklicherweise schon vor über dreißig Jahren praktischer Anhänger der naturgemäßen Lebens- und Heilweise geworden war, studierte ich eingehend, und zwar diesmal selbstverständlich auch vom impfgegnerischen Standpunkte aus, die Problemfrage des Impfzwanges, und hierbei fiel es mir wie Schuppen von den Augen. Je länger, je mehr mußte ich die Anschauungen der Impfzwangsgegner, ob ich wollte oder nicht, als durchaus begründet anerkennen: und jetzt erkläre ich die Aufrechterhaltung des Impfzwanges sowohl vom moralischen wie vom hygienischen Standpunkte aus geradezu für ein nationales Unglück.

Kirchlich haben wir uns — welcher Religion und Konfession wir auch angehören mögen — Gewissensfreiheit erkämpft. Auf medizinischen Gebiete wird dieser Emanzipationskampf erst zur Zeit ausgefochten.

Dieser Kampf wird noch schwere Opfer fordern, denn die medizinische Oberherrschaft sucht ihre Gegner dem Hungertode auszuliefern. Der Impfzwang bildet die Hochburg

---

58 Aus „Impffrage" 1909.

der offiziellen Medizin. Er wird deshalb mit allen Mitteln, auch wenn diese noch so verwerflich sind, aufrecht zu erhalten gesucht. Es liegt dies im Wesen der menschlichen und speziell der allopathisch-ärztlichen Natur. Trotz alledem läßt sich aber der Sieg der hygienischen Heilkunde für die Dauer nicht aufhalten. Der Fall des Impfzwanges kann nur eine Frage der Zeit sein; er selbst ist aber unausbleiblich, denn die Voraussetzungen, auf denen der Impfzwang beruht, erweisen sich bei näherem Zusehen durchgehends als fahl und morsch, als verderblich und absolut unhaltbar.

18. Anhang: Literatur-Verzeichnis impffreundlicher und impfgegnericher Schriften

> Die Statistik ist wie ein Frauenzimmer, sie soll sein wie ein Spiegel von Reinheit und Wahrheit; sie ist aber oft eine Metze, welche sich von Allen zu Allem gebrauchen läßt.
>
> Professor Dr. Billroth.

Für diejenigen, welche die Impffrage eingehender kennen lernen wollen, empfehle ich sowohl die Schriften der Impfanhänger wie die der Impfgegner möglichst unbefangen aber scharf kritisch zu studieren.

Von den impffreundlichen Schriften nenne ich folgende:

1) Aus dem kaiserlichen Gesundheitsamt: Beiträge zur Beurteilung des Nutzens der Schutzpocken-Impfung. Verlag: Berlin, Julius Springer 1888.

2) Aus dem kaiserlichen Gesundheitsamt: Blattern- und Schutzpocken-Impfung. Verlag: Berlin, Julius Springer 1886.

3) Medizinalrat Dr. Kübler im Kaiserlichen Gesundheitsamt: Über die Dauer der durch die Kuhpocken-Impfung bewirkten Immunität gegen Blattern. Verlag: Berlin, Julius Springer.

4) Dr. med. Wolffberg: Sammlung gemeinverständlicher Vorträge von Virchow und Holzendorf, Heft 497.

5) Verhandlung der Impfkommission. Berlin 1884.

122

6) Dr. med. Flinzer: Über die Pockenepidemie in Chemnitz 1870/71.

7) Dr. med. Voigt, Oberimpfarzt, Vierteljahrsschrift für öffentliche Gesundheitspflege. Band XXX.

8) Kreisarzt Dr. med. Foche: „Die Schutzpockenimpfung". Verlag: R. Oldenbourg, München 198.

In diesen Schriften sind alle Gesichtspunkte und diejenigen Gründe, welche sich zu Gunsten der Impfung, des Impfzwanges und des Reichsimpfgesetzes geltend machen lassen, systematisch zusammengestellt und ausführlich zu gründen gesucht.

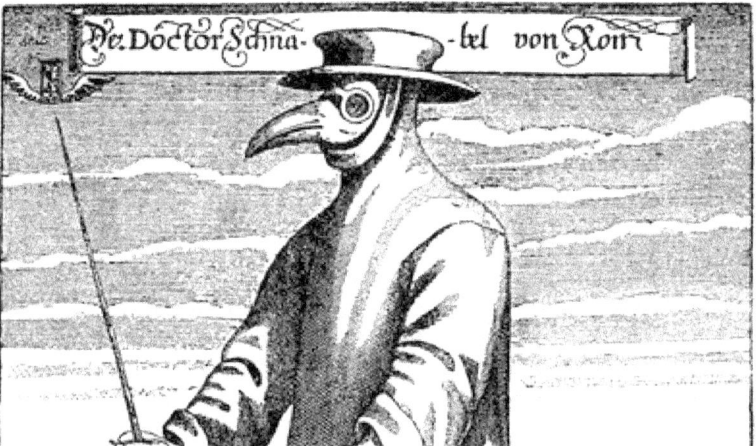

Wenn man diese Schriften autoritätsgläubig und uneingeweiht in die impfgegnerische Anschauung liest, so wird man es allerdings kaum fassen können, daß gegenüber solch glänzenden Zahlenaufstellungen, welche den Nutzen der Impfung und des gesetzlichen Impfzwanges im strahlendsten Lichte darstellen, überhaupt sich Impfgegner hervorwagen mögen; und man, wird es geradezu unbegreiflich finden, daß es sogar Ärzte gibt, die öffentlich diese angeblich so wohltätige Einrichtung der Kuhpocken-Impfung angreifen wagen. In Aufstellung blendender Statistiken zu

Gunsten des deutschen Impfgesetzes ist namentlich das Kaiserliche Reichsgesundheitsamt geradezu unübertrefflich, und die statistischen Tafeln, welche es z. B. über die Pockensterblichkeit der Zivil- und Militärbevölkerung in Preußen den Reichstagsabgeordneten i. J. 1907/1908 überreichen ließ, erscheinen so verblüffend, daß man es versteht, wenn der Reichstag im Vertrauen auf die Autorität des Reichsgesundheitsamtes über die von Jahr zu Jahr wiederkehrenden Tausende von impfgegnerischen Petitionen schlankweg zur Tagesordnung übergeht.

Aber alle diese so glänzenden statistischen Zahlen können. — als Arzt kann man es ja aufrichtig bedauern — leider einer wissenschaftlichen Kritik nicht stand halten, und sie sind deshalb in Wirklichkeit absolut nicht beweiskräftig.

Es ist deshalb durchaus nötig, daß alle diejenigen, welche ein Urteil in der Frage des Impfzwanges sich verschaffen wollen, auch die impfgegnerischen Schriften unbedingt lesen. Ich gebe zu, daß in einzelnen dieser Schriften Übertreibungen und anfechtbare Behauptungen sich finden mögen. Durch den brutalen Eingriff des gesetzlichen Impfzwanges in das persönlichste Bestimmungsrecht des Menschen sind aber die Impfgegner aufs stärkste provoziert, und es ist so psychologisch zu verstehen, wenn einzelne derselben in ihrem Widerspruch zu weit gehen. Im Wesentlichen haben aber die Impfgegner das Recht und die Wahrheit entschieden auf ihrer Seite Bei scharfem Zusehen erweisen sich die Behauptungen der Impfverfechter größtenteils als unhaltbar und unbegründet, und es wird sich immer deutlicher zeigen, daß sie mit den Verteidigern des Hexenwahnes, der Inquisition und ähnlicher menschlicher Verirrungen auf eine annähernd gleiche Stufe zu stellen sind.

Von impfgegnerischen Schriften kann ich namentlich folgende empfehlen:

1) Dr. med. von Nießen: „Gründe und Beseitigung des Impf-zwanges". Verlag: L. C. Engel, Blasewitz Dresden 1903.

2) Dr. med. H. Böing: „Tatsachen zur Pocken- und Impffra-ge". Verlag: Breitkopf u. Härtel, Leipzig 1882.

3) von demselben: „Neue Untersuchungen zur Pocken- u. Impffrage". Verlag: S. Karger, Berlin 1888.

4) Dr. med. S. Didtmann: „Ein Warnungsruf gegen das Impfgesetz der Menschenimpfung." Linnich, 1874.

5) Professor Dr. med. A. Vogt: „Für und Wider die Kuhpo-cken-Impfung und den Impfzwang." Verlag: J. Dolpsche, Bern 1879.

6) von demselben: „Der alte und der neue Impfglaube." Verlag: J. Dolpsche, Bern 1881.

7) G. A. Schlechtendahl: „Wahn- oder Wirklichkeit? Vorur-teil oder Wahrheit? Gedanken und Aktenstücke zur Frage der Schutzpocken-Impfung." Verlag: E. A. Schwetschke und Sohn, Berlin 1908.

8) Professor Dr. P. Förster: „Pocken und Schutzimpfung" nebst Bericht über den Kongreß der Impfgegner i. J. 1899. Geschäftsstelle des deutschen Bundes der Impfgegner, Ber-lin 1899.

9) W. Ressel: „Der Impfgegner", Monatsschrift der Impf-gegner-Vereine Deutschlands. Verlag: Dresdener Impfgeg-ner-Verein, Albrechtstr. 35.

10) Oberlehrer Mirus, Dortmund: „Die Impffrage", Korre-spondenzblatt im Auftrage des Verbandes deutscher Impf-gegner-Vereine.

11) W. A. Securius: „Wie schützt man sich in erlaubter Weise möglichst gegen die Anwendung des Impfgesetzes und vor den Gefahren des Impfgiftes?" Wiesbaden 1887.

12) Rechtsanwalt H. Martini, Leipzig: Kommentar zum Reichsimpfgesetz.

Das Studium dieser Schriften, welche die Berechtigung des Impfzwanges bekämpfen, ist äußerst belehrend und belohnt sich nach den verschiedensten Richtungen. Sie erweitern den Blick, schärfen das Urteil und geben eine gute gesundheitsphilosophische Direktion.

Ich schließe mit einem Worte von Professor Dr. Schweninger, der ebenfalls ein ausgesprochener Gegner des Impfzwanges ist:

„Wir brauchen Ärzte, die human ihre Aufgabe empfinden und nicht durch wissenschaftliche Scheuklappen beengt und beschränkt sind."

Sanitätsrat Dr. Bilfinger's Schriften

1. „Natürliche Heil- und Lebensweise". Volksverständliche Vorträge und Abhandlungen über die wichtigsten Fragen auf dem Gebiete der naturgemäßen Heilmethode. Verlag von Hartung & Sohn, Leipzig. Preis geb. Mk. 4.20.

„Ein interessantes Buch, das durch den Geist, der es beseelt, zu einem rechten Volksbuch werden kann; es liest sich prächtig von A bis Z. Der Verfasser trifft als Süddeutscher den populärwissenschaftlichen Ton so glücklich, daß er dadurch es auch solchen möglich macht, sich in der Naturheilkunde zu orientieren, denen die meisten Bücher zu viel trockene Gelehrsamkeit, zu viel erregende Krankheitsbilder enthalten." (Dresdner Gesundheitsfreund.)

2. „Der Nervenarzt auf hygienisch-biologischer Grundlage". Fünfte umgearbeitete Auflage. Verlag von Wilh. Möller, Oranienburg-Berlin. Preis Mk. 1.50.

„Die Nervosität ist vielfach das Hauskreuz zahlreicher Familien, die alle schwer darunter zu leiden haben. Möchten diese zu ihrem Heile aus dem Buche die Belehrung schöpfen, die der Verfasser in 25 jähriger naturärztlicher Praxis auf Grund vielfacher Erfahrung als bewährt und erprobt jedermann aufrichtig empfehlen kann. (Aus der Vorrede.)

3. „Blutarmut und Bleichsucht". Ihre Entstehung, Verhütung und naturgemäße Heilung auf hygienisch-biologischer Grundlage. Zweite Auflage. Verlag von Wilh. Möller, Oranienburg≠-Berlin. Preis Mk. 1.50.

„Nur wenn die Kranken für die neuen und doch uralten hygienischen Lehren wieder gewonnen werden, ist zu hoffen, daß die millionenfachen Leiden der Blutarmut und Bleichsucht, die jetzt in Stadt und Land so außerordentlich viel Unheil anrichten, wieder mehr verschwinden, und nur dann ist es möglich, daß wieder ein urwüchsiges Germanengeschlecht heranwächst, das Deutschlands Mission zu erfüllen, die Kraft und den starken Willen hat." (Aus der Vorrede.)

4. „Das Auge und seine Pflege". Verlag von Edm. Demme, Leipzig. Dritte Auflage. Preis 60 Pf „Redner haben das Auge vielfach gepriesen und Dichter haben es besungen; der volle Wert des göttlichen Augenlichts ist aber versenkt in das stumme Sehnen derer, die es besessen und nunmehr verloren haben." Professor Dr. Gräfe.)

5. „Nichtschuldig". Verurteilung eines Unschuldigen zu sieben Jahren Zuchthaus. Zur Ehrenrettung des unschuldig Verurteilten. Verlag: Lebensreform, G. m. b. h., Berlin C 2. Stralauerstr. 41. Preis 50 Pf.

„Gerechtigkeit war stets der Grund,
darauf ein tapfrer Mann bestund." (Wartburgspruch.)

6. „Eine ernste Volksgefahr". Populärwissenschaftliche Abhandlungen. Aus meinem dreißigjährigen Kampfe gegen die nichts weniger als unbedenkliche Impfzwangs-Einrichtung. Verlag: Lebensreform G. m. b. B., Berlin C 2, Stralauerstraße 41. Preis 1Mk.

„Die Abschaffung des Impfzwangs
ist derzeit die dringendste
Angelegenheit für unser ganzes deutsches Vaterland."

Professor Dr. German

19. Über den Autor[59]

Eugen Karl Heinrich Bilfinger (* 12. Februar 1846 in Welz-
heim; † 21. Januar 1923 in Radebeul) war ein deutscher Na-
turheilkundler, Arzt und Autor. Er war ab 1912 leitender
Arzt des Bilz-Sanatoriums.

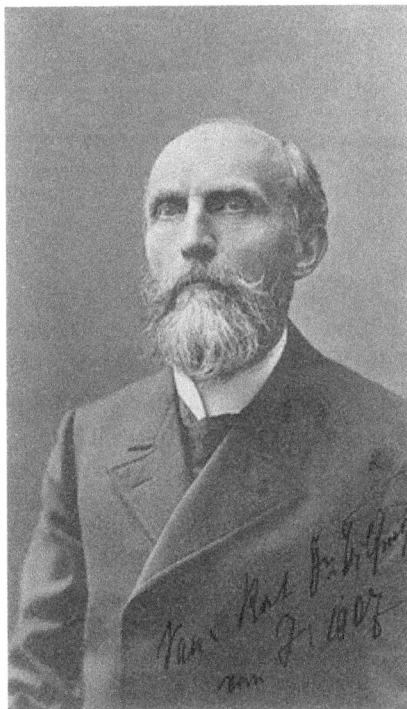

Bilfinger schloss seine Ausbildung zum Arzt mit der Promo-
tion als Dr. med. ab. Später wurde er zum Sanitätsrat er-
nannt.

Bilfinger wurde in den 1870/1880er Jahren zum Gegner der
Impfpflicht gegen Pocken und Befürworter der Schwitzkur
und gleichzeitig zum kämpferischen Vertreter der Naturheilkunde, die er in Reden und Büchern vehement vertrat.

---

59 Aus Wikipedia

Er gründete mit anderen 1908 in Eisenach den „Verein impfgegnerischer Ärzte"[60].

Nach leitenden Positionen in mehreren Heilanstalten wechselte Bilfinger 1912 als leitender Arzt zu Friedrich Eduard Bilz in dessen Oberlößnitzer Bilz-Sanatorium, wo er bis zu seinem Tode arbeitete und auch wohnte.

Bilfinger verfasste zahlreiche Schriften zu gesunder Lebensführung:

- Gesundheit und Vegetarismus. 1881.
- Für und wider den Impfzwang. 1882.
- Homöotherapie. 1889.
- Gesundheits-Almanach. W. Möller, 1897.
- Der Nerven-Naturarzt. 1897.
- Natürliche Heil- und Lebensweise: volksverständliche Vorträge und Abhandlungen über die wichtigsten Fragen auf dem Gebiete der naturgemässen Heilmethode. Hartung, 1898.
- Über Pflanzenheilverfahren. 1900.
- Das Auge und seine naturgemässe Pflege. Demme, Leipzig 1901.
- Zusammen mit Paul Aschke: Der Mensch seine Abstammung und Rasseentwicklung. F. E. Bilz, 1914.
- Der Nervenarzt auf hygienisch-biologischer Grundlage: Ratschläge f. Nervenkranke u. solche, die es nicht werden wollen. 6. überarb. Aufl., W. Möller, Oranienburg b. Berlin 1922.

∗ ∗ ∗

---

60 Nach Thomas Meißner: Impfen und zweifeln – Damals wie heute. In: Ärztezeitung. 17. Oktober 2019-

20. Unser Verlagsprogramm

Die kleine 5G Fibel

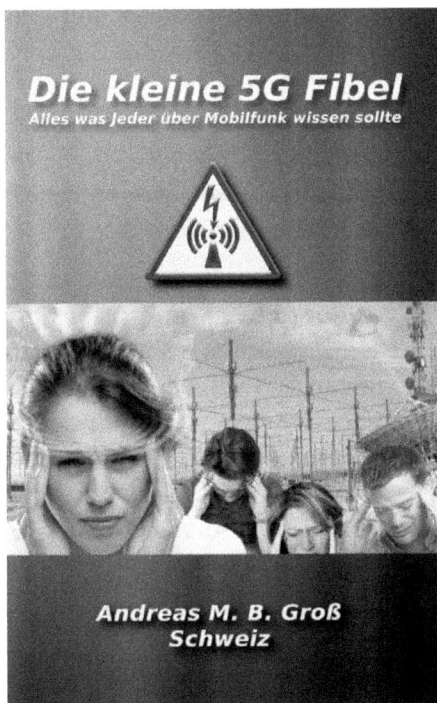

Der Autor wurde gebeten in verschiedenen Gemeinden der Innerschweiz einen Vortrag zur neuen 5. Generation des Mobilfunks (5G) zu halten. Alles was er in hunderten Stunden darüber studiert hat, sollte auf eine Stunde reduziert werden, nur das Wichtigste, um die Bürger nicht zu überfordern. Aus diesen Vorträgen ist dann schliesslich der erste Teil dieser kleine Fibel entstanden.

Gegen bislang über ein dutzend 5G-Mobilfunk-Bauanträgen hat der Autor eine Einsprache formuliert und geholfen, den

Widerstandes aufzubauen. Als Unternehmer (seit 40 Jahren) hat er sein erfolgreiches Vorgehen zum Gruppenaufbau durchorganisiert, strukturiert und auch automatisiert und die entstandenen Checklisten im zweiten Teil abgedruckt, damit Andere das einfach nachvollziehen können.

Im dritten Teil des Buches wird über den Tellerrand hinaus geschaut und die wahren Gründe hinter der forcierten 5G-Installation enthüllt. Viele glauben, es ginge nur um Profite im Mobilfunk oder um staatliche Datensammlungen gegen seine Bürger. Doch diese massive, flächendeckende Verwendung von gerichteter Mikrowellenstrahlung geht weit über diese Zwecke hinaus. Erhellend.

Der Schriftsteller Andreas M. B. Groß ist in Deutschland aufgewachsen, hat dort Physik und Informatik studiert, als Dipl.-Ing. ein IT-Unternehmen gegründet und ist 2005 in die Schweiz ausgewandert. Er hat beim Schweizer BAKOM eine Funkerprüfung abgelegt und durchschaut daher die fachwortdurchtränkte Propaganda der Mobilfunkindustrie, die eine Menge zu verbergen sucht. Er lebt mit Frau und Havaneserdamen in Morgarten/Zug und widmet sich jetzt vor allem der Schriftstellerei.

ISBN-Taschenbuch: 978-3-947982-37-0

ISBN-ebook: 978-100-532705-7

7+7 Secrets, die Heute Jeder wissen sollte.

Autor: Andreas Groß. Kennst Du die geistigen Naturgesetze? Interessengruppen versuchen immer noch, sie geheim zu halten. Für spirituell fortgeschrittene Studierende offenbare ich hier 7+7 Secrets: Geheime geistige Gesetze, die Dir das Leben leichter machen werden. 7 von 10 Erfolgsmenschen verwenden offen oder insgeheim geistige Praktiken. In diesem Buch findest Du keine wieder aufgebrühten Halbwahrheiten, sondern völlig neue Einsichten in die geistigen Naturgesetze. Garantiert. Anwendbar in jeder Beziehung: Wo willst Du beginnen, wo drückt Dein Schuh am meisten?

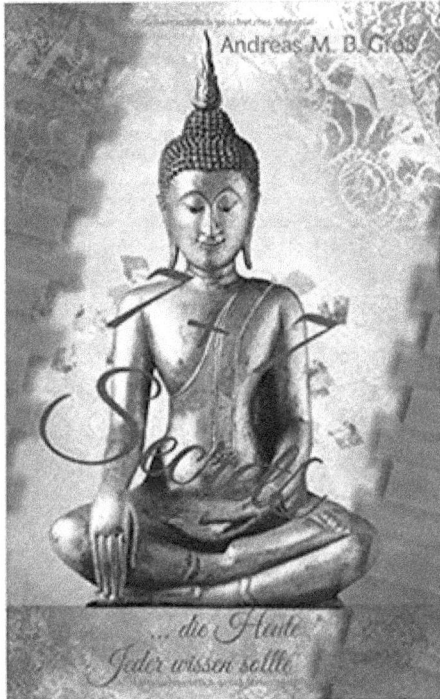

Als Taschenbuch 9.99 € oder als eBook 4.99 €. Hier mal ein Buch, ohne Bezugnahme auf Scientology, ein leichter Einstieg in die Bewusstseinserweiterung.

ISBN Taschenbuch, Deutsch 9781983184024

auch als eBook erhältlich

Der Letzte Präsident: Mehr als ein spannender Roman

Eine Donald J. Trump Prophezeiung von vor 120 Jahren (Baron Trump Serie 3)

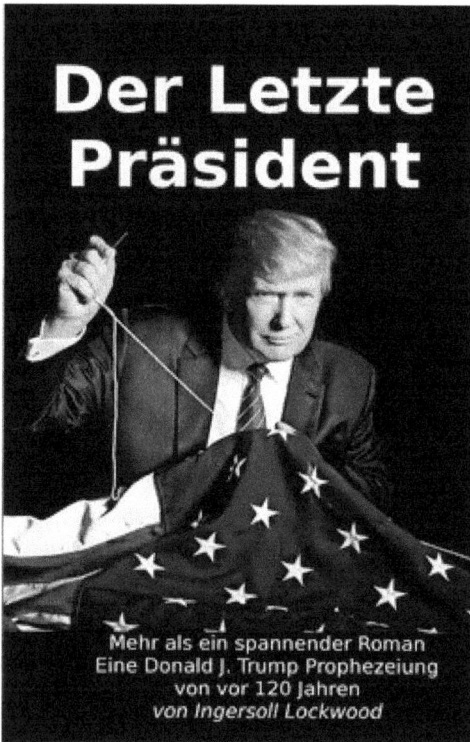

Dieses prophetische Buch wurde am Ende des 19. Jahrhunderts verfasst: Wie kann die Herrschaft der Banken und Rothschilds gebrochen werden? Wie kann die amerikanische Revolution zum erfolgreichen Abschluss gebracht werden?

Ein Werk der politischen Satire, das den Aufstieg des Sozialismus und des Populismus züchtigt und ihren fiktiven Aufstieg hier als katastrophal und chaotisch bezeichnet. Es ist bemerkenswert, dass dieses Werk, zusammen mit anderen von Lockwood, das aktuelle politische Klima der Vereinigten Staaten und des Westens zu prognostizieren scheint – und es scheint, dass der Katholik Lockwood erfolgreich einige prophetische Kräfte anzapfen konnte.

Trotzdem ernstzunehmenden Hintergrund ist daraus eine interessante kleine politische Geschichte geworden, die einige der sozialen Ideologien und Bewegungen seiner Zeit widerspiegelt.

Andreas Groß informiert den deutschsprachigen Leser im Vorwort über die amerikanische Geschichte des ausgehenden 19. Jahrhunderts, insbesondere über den politischen Kampf zwischen Unabhängigkeitsstreben und Bankervormacht, damit der Hintergrund des Romans verstanden wird.

Der New Yorker Rechtsanwalt und Autor Ingersoll Lockwood (* 2. August 1841 – † 30. September 1918) schrieb eine Reihe kleiner Romane, die erstaunlicherweise „Baron Trump" genannt wurde. Daher ist dieser Roman der „Baron Trump Band 3".

ISBN Taschenbuch, Deutsch 978-3-947982-19-6

ISBN eBook, Deutsch 978-3-947982-32-5

Günstige Preise für Wiederverkäufer und Aktive.

Reisen und Abenteuer des kleinen Baron Trump und seines wunderbaren Hundes Bulger

Von Ingersoll Lockwood, Übersetzung Andreas M. B. Groß

Ingersoll Lockwood, ein amerikanischer politischer Schriftsteller und Anwalt, verband in seinen Romanen aus den späten 19. Jahrhundert eine einzigartige Mischung aus Sciencefiction und Fantasy. Zwei seiner beliebtesten literarischen Werke waren illustrierte Kindergeschichten, in deren Mittelpunkt eine eigentümliche fiktionale Figur steht, bei deren Namen Heute eine Glocke klingelt: Baron Trump.

Trump, ein aristokratisch wohlhabender junger Mann Deutscher Abstammung namens Wilhelm Heinrich Sebastian Von Trump, der im Schloss Trump lebt, ist der Protagonist von Lockwoods ersten beiden fiktiven Romanen. Der kleine Junge, der eine unendliche Phantasie und "ein sehr aktives Gehirn" hat, ist gelangweilt von dem luxuriösen Lebensstil, den er so gewöhnt ist. Also entschließt sich Trump die Welt zu bereisen, um sich auf außergewöhnliche Erlebnisse einzulassen. Unter anderem China und Indien. Er schließt sich einem erleuchteten Guru an und bewältigt andere Abenteuer. Trump ist mit seinem höchsten IQ auch noch sehr gebildet, seine

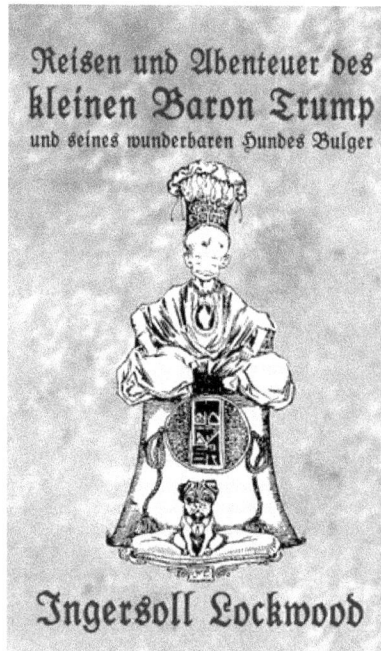

Tutoren entlässt er, weil er schon alles von ihnen gelernt hat. Damit kann er die komplexesten und gefährlichsten Probleme auf unerwartete Art lösen.

Eigentlich sollte das ein Kinderbuch sein, aber tatsächlich ist es ein grosser Lesespaß auch für Erwachsene, die ihren Horizont erweitern wollen. Tierfreunde kommen auch auf ihren Genuss, sie werden ihre Fellnasen in dem Buch wieder und wieder erkennen und lieben. Wie kann man nur ohne einen Hund durchs Leben gehen?! Über 400 Seiten, humorvoll bebildert.

1896 erschien Lockwoods letzter Roman mit dem Titel Der letzte Präsident.

Es gibt einige unglaubliche Verbindungen zwischen der First Family der Vereinigten Staaten mit Lockwoods Romanen aus der Wende zum 19. Jahrhunderts. Zunächst einmal ist der Name der Hauptfigur derselbe wie der Sohn von Präsident Donald Trump, wenn auch anders geschrieben. Trumps Abenteuer beginnen in Russland und werden dank der Anweisungen von "dem Meister aller Meister", einem Mann namens "Don", geleitet.

Bevor er zu seiner Reise durch das Unbekannte aufbricht, erfährt Trump von dem Motto seiner Familie: "Der Weg zum Ruhm ist übersät mit Fallen und Gefahren".

Die Illustrationen aus den Romanen zeigen Trump in verschwenderischer, altmodischer Kleidung und Schmuck, wie er von Schloss Trump aufbricht, seine Reise beginnt und nach Russland aufbricht, um einen Eingang in andere Dimensionen zu finden.

ISBN Druckausgabe, Deutsch 978-3-947982-24-0

ISBN eBook, Deutsch 978-3-947982-31-8

Baron Trumps wundervolle Reise in die Hohle Erde

Untertitel: Familie Donald J. Trump Prophezeiung von vor 130 Jahren

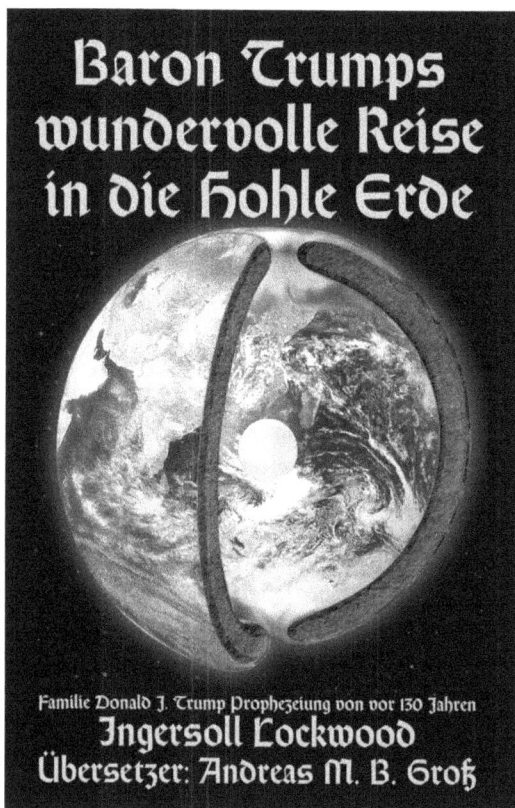

Original-Titel: Baron Trump's Marvellous Underground Journey

Ingersoll Lockwood, ein amerikanischer politischer Schriftsteller und Anwalt, verband in seinen Romanen aus den späten 19. Jahrhundert eine einzigartige Mischung aus Sciencefiction und Fantasy. Zwei seiner beliebtesten literarischen Werke waren illustrierte Kindergeschichten, in deren Mittelpunkt eine eigentümliche fiktionale Figur steht, bei deren Namen heute eine Glocke klingelt: Baron Trump.

Trump, ein aristokratisch wohlhabender junger Mann Deutscher Abstammung, der im Trump-Tower lebt, ist der Protagonist von Lockwoods ersten beiden fantastischen Romanen. Der kleine Junge, der eine unendliche Phantasie und "ein sehr aktives Gehirn" hat (Autist?), ist von dem luxuriösen Lebensstil gelangweilt, den er so gewöhnt ist. Also entschließt sich Trump die Welt zu bereisen, um sich auf außergewöhnliche Erlebnisse einzulassen. Unter anderem freundet er sich mit Russland, China und Indien an. Er lernt bei einem erleuchteten Guru und bewältigt andere Abenteuer und entdeckt sogar das Innere der Hohlen Erde.

Trump ist mit seinem höchsten IQ auch noch sehr gebildet. Damit löst er die komplexesten und gefährlichsten Probleme auf unerwartete Art.

Ein Fantasy-Roman aus der Zeit von Alice im Wunderland. Ein grosser Lesespaß für Erwachsene und Erwachte, die noch immer ihren Horizont erweitern wollen.

Über 350 Seiten, humorvoll und mit Zeichnungen bebildert.

BOSTON TIMES: "Mr. Ingersoll Lockwood ist nichts anderes als originell. Der voreingenommenste Kritiker würde es nicht wagen, ihm diese wünschenswerte Gabe nach einem Blick auf seinen 'Kleinen Baron Trump' abzusprechen. Wie der große Münchhausen hat der kleine Baron eine Leidenschaft fürs Reisen, eine Lust am Abenteuer, ein Fieber der Phantasie. Er sieht, sagt und tut seltsame Dinge; Missgeschicke, von denen man außerhalb der Irrenanstalten und der Seiten von Mr. Lockwood nie gehört hat, stellen seine Fähigkeiten auf die Probe; sich mit einem Problem "auseinanderzusetzen" ist unter seiner Würde - er geht einfach darüber hinweg. Wir verdanken Mr. Lockwood auch, dass er es versäumt hat, eine Moral um seine Geschichten zu weben, und uns einfach ein entzückendes Beispiel für die Kunst der nachhaltigen Narretei gegeben hat."

ALTA CALIFORNIAN: "Heidnische Mythologie, 'Tausendundeine Nacht' und das moderne Märchen werden durch die wunderbaren Szenen in Erinnerung gerufen, aber es gibt keinen Beweis für ein Plagiat, verblüffende Originalität ist weit mehr nach dem Geschmack des Autors als heimliche Nachahmung. Viele der Wunder sind genial auf den wissenschaftlichen Theorien der letzten Jahre gegründet, und Satiren auf populäre Unzulänglichkeiten oder Wahnvorstellungen sind in der Gestalt von einigen gefährlichen Erfahrungen vermittelt. Der Autor hat offensichtlich einer originellen und produktiven Phantasie freien Lauf gelassen, ohne sie zu verletzen.

* * *

Es gibt einige unglaubliche Verbindungen zwischen der Familie des 45. US-Präsidenten Donald J. Trump und den Romanen Lockwoods aus der Zeit um das 19. Jahrhundert. Zunächst einmal ist der Name der Hauptfigur derselbe wie der des Sohnes Barron von Präsident Donald Trump, auch wenn er unterschiedlich geschrieben wird. Trumps Abenteuer beginnen in Russland und werden dank der Anweisungen des "Meisters aller Meister", eines Mannes namens "Don", geleitet. - Newsweek

Ist dies ein neuer Beweis dafür, dass die Familie Trump eine Zeitmaschine besitzt, die von Nikola Tesla entworfen und von Donalds Onkel John G. Trump entdeckt wurde? Die Welt wird die Wahrheit vielleicht nie erfahren, aber wir können dieses Buch lesen und uns darüber wundern.

Auch als Taschenbuch oder eBook zu haben.

ISBN: TB 978-3-947982-15-8

ISBN ebook9781393890331

Dianetik: Die moderne Wissenschaft der geistigen Gesundheit

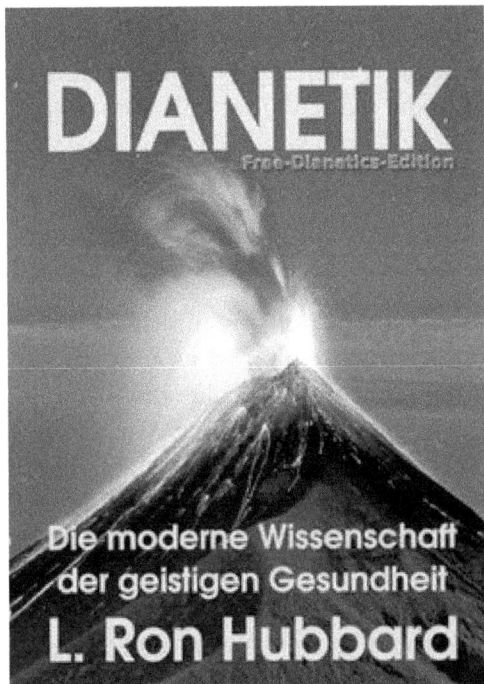

Das Unterbewusstsein: Jeder verwendet den Begriff, dabei scheinen nicht einmal die Experten wirklich zu wissen, was das ist. Was ist genau in seinen Tiefen verborgen? Einstein wusste, wir nutzen nur 10% unseres geistigen Potentials. Hubbard gab uns diese Selbsthilfe-Methode, mit der wir brachliegende Fähigkeiten erschließen können: die uns innewohnende Lebenskraft, Intelligenz, Intuition, emotionale Ausgeglichenheit oder Selbstbewusstsein.

Dianetik lüftet das Geheimnis um Ängste, Zwänge, Hemmungen, Sorgen, sexuelle Probleme, Stress, Erschöpfung und sogar chronische, psychosomatische Krankheiten. Das

Lesen des Buches eröffnet eine völlig neue Perspektive: Es ist einfach, den Verstand zu verstehen. Das Dianetikbuch geht über die Theorie hinaus und beschreibt ein leicht anwendbares Verfahren, seine besten Seiten bei sich und seinen Lieben zu entfalten. Dianetik wurde zu einem Bestseller, der sich jahrelang in den Top Positionen hielt, und bisher über 83 Millionen mal in über 50 Sprachen verkauft wurde.

Die Nr. 1 im Selbsthilfemarkt. Dieses Buch muss man kennen, wenn man mitreden will, wenn man sich und andere verstehen will.

In dieser Freigeist-Ausgabe geht es um die wissenschaftliche Dianetik (exakt so, wie Hubbard es ursprünglich 1950 herausgegeben hat), nicht um ein religiöses Dogma mit revidierten Texten, wie es der Scientology-Verlag New Era in einer ähnlichen Ausgabe anbietet. Die entscheidenden Unterschiede werden von dem unabhängigen Dianetiker Andreas Groß aus Morgarten aufgezeigt, der unabhängig und frei von irgendeiner Sekte oder Organisation ist. Käufer dieser Ausgabe stärken das Engagement, Dianetik frei von Monopolisierungsversuchen oder Verboten zu halten.

Diese Ausgabe enthält sechs zusätzliche Kapitel mit atemberaubenden und unverzichtbaren Daten aus der Dianetik-Erstausgabe von 1950, die in der Ausgabe von New Era unterdrückt werden. Das sind immerhin 11% des Originals, die bisher fehlten!

Ein weiteres Kapitel „Warnung vor Schwarzer Dianetik" des Herausgebers deckt detailliert auf, wie die Scientology Kirche die Dianetik verfälscht, missbraucht und seinen eigenen Mitgliedern vorenthält.

Albert Einstein wusste: "Wir nutzen nur 10 % unseres geistigen Potentials" - Mit Dianetik können sie mehr nutzen.

Die Free-Dianetics-Edition macht den Leser auf die Übernahme der Scientology-Kirche durch den Deep State aufmerksam. Denn die RTC-kontrollierte Kirche vertreibt eine gekürzte, zensierte Version der Dianetik, noch dazu unter einem falschen Namen, sie vertuschen die Wissenschaftlichkeit, um sich als Staatsreligion anzubiedern.

Dies jedoch ist die komplette deutsche Ausgabe des Originals von 1950 mit sechs zusätzlichen Kapiteln gegenüber den RTC-Ausgaben, erstmals in Deutsch.

670 Seiten

ISBN Hardcover, deutsch: 978-3-947982-16-5

ISBN Hardcover, english 978-3-947982-14-1

ISBN eBook, deutsch 9798201863036

ISBN eBook, english

Alle diese Bücher sind im Buchhandel erhältlich.

Verlags-Website: https://www.andreasmbgross.ch/

Devolution: Wie Trump die US-Wahlfälschung vereiteln konnte

Wie viele Querdenker und Freiheitsliebende hatte ich in der US-Wahlnacht im November 2020 gefiebert und mich vorab gefreut, was für einen Erdrutsch-Sieg Donald J. Trump erlangen würde.

Doch sein Wahlsieg schien ins Wasser zu fallen, Biden habe ihn schließlich – so die Presse – knapp überholt. Wenn man sich im Wahlkampf den riesigen Zuspruch des Publikums angeschaut hatte, wo DJT in vielen Bundesstaaten Arenen füllte, wie kein Rockstar in seinem Alter, verglichen mit Biden, der kaum jemand hinter dem Ofen hat hervor locken

142

können, mit einem Charisma eines Sterbenden und jeweils nur vor ein paar Dutzend Parteimitgliedern sabberte, wusste man gleich: Das konnte nur das Resultat einer massiven Wahlmanipulation gewesen sein.

Wir hofften also auf eine Wende bis zur Amtseinweihung, die grosse Enthüllung, Beweise der Manipulation vom höchsten Gericht bestätigt oder ein Eingreifen der Militärs. Aber auch diese Enttäuschung musste ich schlucken. Daraufhin wurden unter Q-Anons – die Anhänger des Deep Throats Q – die fantastischsten Theorien entwickelt, die sich auch recht gut anhörten, jedoch noch jeglicher Beweise entbehrten:

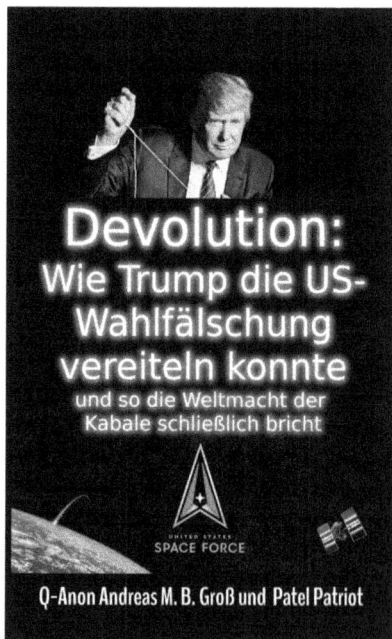

Devolution:
Wie Trump die US-Wahlfälschung vereiteln konnte
und so die Weltmacht der Kabale schließlich bricht

UNITED STATES
SPACE FORCE

Q-Anon Andreas M. B. Groß und Patel Patriot

Demnach habe zwar das Militär angesichts des verfassungswidrigen Wahlbetruges eingegriffen und die Führung der Regierung übernommen, aber sie hielten sich im Hintergrund und ließen im Vordergrund die Biden-Administration gewähren, um die Verbrecher voll ins Messer laufen zu lassen. In der Strafverfolgung nennt man das eine Sting-Operation, um an die Drahtzieher hinter den Operateuren des Verbrechens zu gelangen, bzw. die Beweise hieb- und stichfest hin zu bekommen. Eine in Tausenden von Jahren etablierte Weltherrschaft von einem dreckigen Dutzend super-reicher Familien, die über Logen, Geheimbünde, Geheimdienste, Erpressung und Bestechung ein globales Netz von Machtstrukturen errichtet haben, lässt sich kaum in einer Amtsperiode demontieren.

Diese Sichtweisen einiger Q-Anons basierten auf „vertrauli-
chen Informationen eingeweihter Kreise" und wurden uns
ohne handfeste Beweise präsentiert. Da wir mit solchen un-
überprüfbaren „Quellenangaben" schon zu oft hinters Licht
geführt wurden, wurde ich nach und nach immer resisten-
ter gegen solche „Hintergrund-informationen, um die Hoffnung am Leben zu halten". Warum gibt uns die Allianz nicht
einmal etwas Handfestes, um uns Mut zu machen? Inzwischen hört man auch von Q seit Anfang Dezember 2020
nichts mehr! Es gibt jedoch gute Gründe dafür, dass DJT
sich so zurück nahm, und die Quelle von Q versiegte: nämlich sich den Tiefen Staat als Gewinner fühlen zu lassen.
Das ist die Strategie aus „Kunst des Krieges" von Sun Zsu,
die Trump so liebt und gerne verwendet: „Wenn man stark
ist, erscheine schwach" und „Die höchste Kunst des Krieges
ist es, den Feind kampflos zu unterwerfen" oder wie Q es
sagen würde: „Greife nicht ein, wenn der Feind dabei ist,
sich selbst zu zerstören".

Ich hatte zwar meine Hoffnung nicht aufgegeben, wurde
aber müde, solchen Verlautbarungen zu folgen, die ohne
jede Beweise blieben. Bis ich eben auf die Artikelserie zur
Devolution vom Q-Anon Patel Patriot stieß. Hier wurden
hieb- und stichfeste Referenzen gegeben, die den Plan der
Allianz der White-Hats gegen die globale Kabale offenbart.
Die globale Weltordnung ist also bereits besiegt, offenbar
wird es, sobald genügend Mitmenschen aufgewacht sind.
Danke für Deine Hilfe dabei und genieße die Show!

ISBN Festeinband mit Umschlag: 978-3-947982-48-6

ISBN eBook: 978-3-947982-49-3

Verlagswebsite: https://www.andreasmbgross.ch/

Milton Keynes UK
Ingram Content Group UK Ltd.
UKHW020901090924
448088UK00014B/846